Hanan Elzeblawy Hassan
Amel AbdElaziem Mohamed
Sania Said Ghanem

Reduzierung von Stürzen bei älteren erwachsenen Frauen

Hanan Elzeblawy Hassan
Amel AbdElaziem Mohamed
Sania Said Ghanem

Reduzierung von Stürzen bei älteren erwachsenen Frauen

Wissen und Praxis des Pflegepersonals

ScienciaScripts

Imprint

Any brand names and product names mentioned in this book are subject to trademark, brand or patent protection and are trademarks or registered trademarks of their respective holders. The use of brand names, product names, common names, trade names, product descriptions etc. even without a particular marking in this work is in no way to be construed to mean that such names may be regarded as unrestricted in respect of trademark and brand protection legislation and could thus be used by anyone.

Cover image: www.ingimage.com

This book is a translation from the original published under ISBN 978-620-7-47366-3.

Publisher:
Sciencia Scripts
is a trademark of
Dodo Books Indian Ocean Ltd. and OmniScriptum S.R.L publishing group

120 High Road, East Finchley, London, N2 9ED, United Kingdom
Str. Armeneasca 28/1, office 1, Chisinau MD-2012, Republic of Moldova, Europe
Printed at: see last page
ISBN: 978-620-7-39293-3

Copyright © Hanan Elzeblawy Hassan, Amel AbdElaziem Mohamed, Sania Said Ghanem
Copyright © 2024 Dodo Books Indian Ocean Ltd. and OmniScriptum S.R.L publishing group

Wissen und Praxis des Pflegepersonals zur Reduzierung von Stürzen bei älteren erwachsenen Frauen

Dissertation

Eingereicht zur Erlangung des Master's Degree in Community Health **Nursing**

Von

Sania Said Ghanem
(B.SC. Krankenpflege, 1990)
Universität Alexandria

Berater für die Dissertation

Dr. Salwa Ahmed Mohamed	**Dr. Hanan Elzeblawy Hassan**
Professor für Krankenpflegeverwaltung, Fakultät für Krankenpflege, Universität Beni-Suef	*Professor für Krankenpflege, Geburtshilfe und Gynäkologie, Fakultät für Krankenpflege, Universität Beni-Suef*

Dr. Amel AbdElaziem Mohamed
Assistenzprofessorin für kommunale Gesundheitspflege, Fakultät für Krankenpflege, Universität Beni-Suef

Fakultät für Krankenpflege
Universität Beni-Suef
2023

Danksagung

Zuallererst danke ich **ALLAH**, dem Barmherzigen, dafür, dass er mich geleitet und mir die Kraft gegeben hat, diese Aufgabe so zu bewältigen, wie ich es getan habe. Ich möchte **Dr. Salwa Ahmad Mohammed**, Professorin für Verwaltung der Krankenpflege an der Beni-Suef Universität und Vizedekanin für Gesellschaft und Umwelt, meine aufrichtige Anerkennung und meinen Dank aussprechen. Ihre Anleitung und Unterstützung sowie ihre Beobachtungen haben mir das Vertrauen und die Motivation gegeben, die vorliegende Arbeit zu vollenden. Ich möchte **Dr. Hanan Elzeblawy Hassan**, Prodekanin für Postgraduiertenstudien und Forschungsangelegenheiten an der Fakultät für Krankenpflege der Beni-Suef Universität, meine aufrichtige Anerkennung und meinen Respekt für ihre Aufsicht, Zusammenarbeit und Anleitung während dieser Arbeit aussprechen. Ich möchte auch **Dr. Amel Abd Elaziem Mohamed,** Assistant Prof of Community Health Nursing, Faculty of Nursing- Beni-Suef University, für ihre großartige Unterstützung und ihren Rat, ihre wertvollen Bemerkungen, die mir das Vertrauen und die Ermutigung gaben, diese Arbeit zu vollenden, von ganzem Herzen danken. Ich möchte mich bei allen älteren Menschen bedanken, die sich die Zeit genommen haben, an dieser Studie teilzunehmen. Ich möchte meiner Familie und meinen Freunden für ihre Liebe, Ermutigung, Zusammenarbeit und Unterstützung danken.

Wissen und Praxis des Pflegepersonals zur Reduzierung von Stürzen bei älteren erwachsenen Frauen
Durch

Sania Said Ghanem

Abstrakt

Hintergrund: Das Altern ist ein allmählicher Prozess, bei dem sich die Funktion der Organsysteme verschlechtert und die physiologischen Reserven schwinden. Schadenstheorien beschreiben zelluläre oder molekulare Schäden, die durch Umwelteinflüsse oder metabolische Nebenprodukte verursacht werden. **Ziel der Studie:** Bewertung des Wissens und der Praxis der Krankenschwestern zur Reduzierung von Stürzen bei älteren erwachsenen Frauen im Beni-Suef Universitätskrankenhaus. **Forschungsdesign:** Ein deskriptives, exploratives Design **Setting:** Die Studie wurde in den ambulanten Kliniken des Beni-Suef Universitätskrankenhauses durchgeführt. **Stichprobe:** Eine deskriptive Querschnittsstichprobe aus 100 Krankenschwestern und -pflegern (männlich und weiblich), die im Krankenhaus von Beni-Suef Patienten im Rahmen der direkten Patientenversorgung versorgten. **Instrumente:** In dieser Studie wurden vier Instrumente verwendet: **Instrument I:** Persönliche Merkmale der Krankenschwestern, **Instrument II:** Wissensbewertungsbogen, **Werkzeug III:** Checkliste für die Praktiken der Krankenschwestern, **Werkzeug IV:** Maßnahmen zur Sturzprävention **Ergebnisse:** Die Studie ergab, dass fast zwei Drittel der Krankenschwestern (62,0%) über gute Kenntnisse in der Sturzprävention verfügen, während weniger als ein Fünftel (17,0%) einen schlechten Wissensstand aufweisen. Weniger als zwei Drittel (61,0%) sind bei der Sturzprävention insgesamt kompetent, während fast zwei Fünftel (39,0%) inkompetent sind **Schlussfolgerung:** Die Studie ergab, dass fast zwei Drittel der Krankenschwestern gute Kenntnisse über die Sturzprävention bei älteren Frauen während des Krankenhausaufenthalts hatten, während mehr als ein Fünftel ein durchschnittliches Niveau hatte. Weniger als zwei Drittel waren kompetent, aber fast zwei Fünftel waren inkompetent. **Empfehlung:** Es sollten weitere Studien durchgeführt werden, um die Kombination von Faktoren zu verstehen, die zu erfolgreichen Strategien zur Sturzprävention auf Stationsebene führen.

Schlüsselwörter: Sturz, Wissen des Pflegepersonals, Praxis, Ältere Erwachsene

Inhaltsverzeichnis

KAPITEL 1: EINFÜHRUNG	6
KAPITEL 2: ZIEL DER STUDIE	11
KAPITEL 3: LITERATURÜBERSICHT	13
KAPITEL 4: THEMEN UND METHODEN	71
KAPITEL 5: ERGEBNISSE	80
KAPITEL 6: DISKUSSION	104
KAPITEL 7: SCHLUSSFOLGERUNG	119
KAPITEL 8: EMPFEHLUNG	121
KAPITEL 9: ZUSAMMENFASSUNG	124
KAPITEL 10: REFERENZEN	131

KAPITEL 1: EINFÜHRUNG

Einführung

Altern ist ein allmählicher physiologischer Abbau, der dazu führt, dass sich die Funktion der Organsysteme verschlechtert und die physiologischen Reserven schwinden. Schadenstheorien beschreiben das Altern anhand von zellulären oder molekularen Schäden, die durch Umweltbelastungen oder die Ansammlung gefährlicher Stoffwechselnebenprodukte verursacht werden. Die Überschneidungen zwischen den verschiedenen Hypothesen werden mit zunehmendem Verständnis des Alterungsprozesses deutlich. Die 'Telomerverkürzungshypothese wird als eine vorprogrammierte Alterungstheorie angesehen **(Young, & Maguire, 2019)**.

Stürze sind die Hauptursache für Verletzungen und Todesfälle bei älteren Menschen und kosten das US-Gesundheitssystem jährlich 50 Milliarden Dollar. Etwa 50 % der verletzungsbedingten Todesfälle und 60 % der Besuche in der Notaufnahme bei älteren Menschen werden jedes Jahr durch Stürze verursacht. Stürze im Zusammenhang mit Medikamenten sind ein zunehmendes Problem für ältere Menschen, da vier von fünf Personen täglich mindestens ein verschreibungspflichtiges Medikament einnehmen und mehr als ein Drittel fünf oder mehr. Registered Nurses (RNs) spielen eine wichtige Rolle bei der Senkung des Sturzrisikos von Patienten, indem sie die häufigsten Medikamente, die mit Stürzen in Verbindung gebracht werden, identifizieren, Informationen anbieten und mit Spezialisten im Team zusammenarbeiten, um die Nebenwirkungen von Medikamenten zu kontrollieren. **(Kaufmann, 2023)**

Stürze sind anerkanntermaßen Risikofaktoren sowohl für eine schlechte körperliche Leistungsfähigkeit als auch für eine Vorfrailtät, und Personen mit einem hohen Leistungs- oder Aktivitätsniveau erleiden mehr Stürze. Über die Verteilung von guter und schlechter körperlicher Leistungsfähigkeit, das Auftreten von Stürzen und die Beziehung zwischen körperlicher Funktion und Körperzusammensetzung und Stürzen ist wenig bekannt. Wenn Risikofaktoren für Stürze erkannt werden, können die Entdeckung von Fällen und gezielte Interventionen von Vorteil sein. **(Lopez, 2023)**

Die häufigste Ursache für Krankheit und Sterblichkeit bei älteren Menschen sind Stürze, die schwerwiegende klinische, wirtschaftliche und gesundheitliche Folgen haben. Kognitive Beeinträchtigungen sind ein bedeutender Risikofaktor für Stürze, und ältere Menschen mit dieser Erkrankung sind anfälliger für Stolpern und Stürze. Ziel dieser Studie ist es, das Sturzrisiko, Sturzverletzungen und die Anzahl der Stürze bei älteren Erwachsenen mit Demenz zu ermitteln und den Zusammenhang zwischen Stürzen und der Einnahme von Medikamenten gegen neurodegenerative Erkrankungen zu bewerten. Medikamente zur Behandlung von Gedächtnisproblemen haben bekanntermaßen negative Auswirkungen, wie z.B. Stürze, und frühere Untersuchungen haben die Verwendung von Medikamenten zur Behandlung von Gedächtnisproblemen mit einem erhöhten Sturzrisiko in der Altenpflege in Verbindung gebracht. **(Baniasadi1, 2023).**

Gemeinde-Gesundheitsschwestern spielen eine wichtige Rolle bei der Verringerung von Stürzen bei ältern erwachsenen Frauen, indem sie umfassende Beurteilungen durchführen, um gefährdete Personen zu identifizieren, über Sturzrisiken und Präventionsstrategien aufklären, mit medizinischem Fachpersonal zusammenarbeiten, um Bewegungs- und Mobilitätsprogramme zu entwickeln, Medikamente auf mögliche Nebenwirkungen hin überprüfen, die häusliche Umgebung auf Gefahren hin untersuchen, die Pflege koordinieren, individuelle Pläne zur Verringerung des Sturzrisikos entwickeln, für regelmäßige Nachsorge sorgen, sich für Gemeinschaftsinitiativen einsetzen und politische Maßnahmen fördern, die die Sicherheit und das Wohlbefinden dieser gefährdeten Bevölkerungsgruppe verbessern. Durch diese vielseitigen Bemühungen tragen Gemeindeschwestern wesentlich zur Sturzprävention und zur Verbesserung der Lebensqualität älterer Menschen bei (**Tough, et al., 2021**).

BEDEUTUNG DER STUDIE

Ältere Frauen sind aufgrund von physiologischen, biologischen, sozialen, internen und externen Faktoren anfälliger für Unfälle und Verletzungen als jüngere. Die Pflege älterer Menschen ist sehr wichtig. Sie hängt von den Kenntnissen und Fähigkeiten der Krankenschwestern und ihren Fähigkeiten ab, die Bedürfnisse älterer Menschen zu befriedigen oder in schweren Situationen Hilfe zu leisten. Der Rolle der Krankenschwestern bei der Förderung, Erhaltung und Wiederherstellung der Gesundheit älterer Frauen durch die Verringerung von Unfällen und deren Komplikationen sollte mehr Aufmerksamkeit geschenkt werden. Daher ist es notwendig, zu ermitteln, wie viele Krankenschwestern über das wichtige Thema der Unfallverhütung bei älteren Frauen Bescheid wissen, und die Punkte zu identifizieren, in denen es an Wissen mangelt, um ihnen zu helfen, dieser hochgradig gefährdeten Altersgruppe einen besseren Service zu bieten **(Baniasadi1, 2023)**.

Die in neueren Studien weltweit ermittelte Sturzrate bei älteren Menschen liegt zwischen 4 % und 35 % und steigt mit zunehmendem Alter stetig an. Auch die Prävalenz von Stürzen lag bei 23,7% (einmaliger Sturz 17,9%, wiederholte Stürze 5,8%). Die meisten Stürze ereigneten sich zu Hause (69,6%) und wurden durch einen rutschigen Boden verursacht (51,6%) **(Ha et al., 2021)**.

Daher ist diese Studie von großer Bedeutung, da sie der Verwaltungsebene der Krankenhäuser helfen wird, neue Strategien und strategische Pläne zu entwickeln, um die Qualität der Pflege zu verbessern und die Sturzprävention bei älteren Frauen zu verringern.

KAPITEL 2: ZIEL DER STUDIE

ZIEL DER STUDIE

Das Ziel der Studie ist es, das Wissen und die Praxis der Krankenschwestern zur Reduzierung von Stürzen bei älteren erwachsenen Frauen zu bewerten.

FORSCHUNGSFRAGE

Wie hoch ist das Wissen der Krankenschwestern und ihre Praktiken zur Reduzierung von Stürzen bei älteren erwachsenen Frauen im Beni-Suef Universitätskrankenhaus?

KAPITEL 3: ÜBERPRÜFUNG DER LITERATUR

KAPITEL III

Überprüfung der Literatur

Altern ist die fortschreitende Anhäufung von Veränderungen im Laufe der Zeit, die mit der zunehmenden Anfälligkeit für Krankheiten und Tod, die mit fortschreitendem Alter einhergeht, verbunden oder dafür verantwortlich sind. Diese zeitbedingten Veränderungen werden dem Alterungsprozess zugeschrieben. Über die Natur des Alterungsprozesses wurde viel spekuliert. Stürze können in jedem Alter gefährlich sein. Säuglinge und Kleinkinder können sich verletzen, wenn sie von Möbeln fallen oder die Treppe hinuntergehen. Ältere Kinder können von Spielplatzgeräten fallen *(Lemoine, 2020)*.

Für ältere Erwachsene können Stürze besonders schwerwiegend sein, denn sie haben ein höheres Risiko zu stürzen. Sie haben auch ein höheres Risiko, sich bei einem Sturz einen Knochen zu brechen, insbesondere wenn sie an Osteoporose leiden. Ein gebrochener Knochen, vor allem in der Hüfte, kann bei älteren Erwachsenen sogar zu Behinderungen und zum Verlust der Unabhängigkeit führen. Stürze sind eine Bedrohung für die Gesundheit älterer Erwachsener und können die Fähigkeit, unabhängig zu bleiben, beeinträchtigen. Stürze müssen jedoch nicht zwangsläufig mit dem Alter einhergehen *(Nazarko, 2023)*.

Krankenschwestern und -pfleger spielen eine wichtige Rolle bei der Vorbeugung von Stürzen bei Patienten durch Aufklärung,

Bewertung des Sturzrisikos, Schaffung einer sichereren Umgebung und Interventionen zur Verhinderung von Verletzungen durch Stürze. Die Vorbeugung von Verletzungen und Stürzen bei älteren Patientinnen umfasst mehrere Strategien, darunter die Durchführung umfassender Beurteilungen der Mobilität, der Kraft und des Gleichgewichts der Patientin und die Umsetzung von Veränderungen in der Umgebung, um Gefahren zu verringern *(Chinh et al., 2021)*.

Das Pflegepersonal kann helfen, indem es Stolperfallen beseitigt und die Beleuchtung verbessert, Hilfsmittel zur Unterstützung der Mobilität bereitstellt, Patienten und Pflegepersonal über sichere Gehtechniken aufklärt und regelmäßige Bewegungsprogramme zur Verbesserung von Kraft und Flexibilität fördert. Die Überprüfung und Anpassung von Medikamenten, um Nebenwirkungen zu minimieren, die das Sturzrisiko erhöhen könnten, und regelmäßige Untersuchungen der Augen und des Gehörs sollten in Betracht gezogen werden, um alle sensorischen Beeinträchtigungen, die zu Stürzen beitragen können, zu behandeln *(De La Cuesta-Benjumea et al., 2021)*.

Definition von Alterung

Altern ist der allmähliche Rückgang der biologischen Funktionen und die Anpassung an Stress im Laufe der Zeit. Das Altern wirkt sich auf jede Zelle, jedes Organ und jedes Gewebe im Körper aus und führt zu einem erhöhten Risiko für Krankheit und Tod. Das Altern geht mit Veränderungen von Haut, Haaren, Zähnen, Zahnfleisch, Gehör, Sehkraft, Knochen, Muskeln, Gelenken, Herz,

Gehirn und mehr einher. Das Altern ist keine Krankheit, sondern ein natürlicher und unvermeidlicher Teil des Lebens, der durch gesunde Gewohnheiten und Eingriffe verlangsamt werden kann. Altern ist der Prozess des Älterwerdens. Der Begriff bezieht sich hauptsächlich auf den Menschen, viele andere Tiere und Pilze, während zum Beispiel Bakterien, mehrjährige Pflanzen und einige einfache Tiere potenziell biologisch unsterblich sind *(Sharma, & Mehdi, 2023)*.

Das Altern findet in einer Zelle, einem Organ oder dem gesamten Organismus im Laufe der Zeit statt. Es ist ein Prozess, der sich über die gesamte erwachsene Lebensspanne eines Lebewesens erstreckt. Die Gerontologie, das Studium des Alterungsprozesses, widmet sich dem Verständnis und der Kontrolle aller Faktoren, die zur Endlichkeit des individuellen Lebens beitragen. Sie befasst sich nicht ausschließlich mit der Gebrechlichkeit, die in der menschlichen Erfahrung so groß ist, sondern mit einem viel breiteren Spektrum von Phänomenen *(Adetuyi et al., 2022)*.

Alle Länder stehen vor großen Herausforderungen, um sicherzustellen, dass die Gesundheits- und Sozialsysteme bereit sind, das Beste aus dem demografischen Wandel zu machen. Im Jahr 2050 werden 80 % der älteren Menschen in Ländern mit niedrigem und mittlerem Einkommen leben. Das Tempo der Bevölkerungsalterung ist viel schneller als in der Vergangenheit. Im Jahr 2020 wird die Zahl der Menschen im Alter von 60 Jahren und älter größer sein als die Zahl der Kinder, die jünger als 5 Jahre sind. Zwischen 2015 und 2050

wird sich der Anteil der über 60-Jährigen an der Weltbevölkerung von 12% auf 22% fast verdoppeln *(Amoah, & Phillips, 2020)*.

Im Jahr 2030 wird 1 von 6 Menschen auf der Welt 60 Jahre oder älter sein. Zu diesem Zeitpunkt wird der Anteil der Bevölkerung im Alter von 60 Jahren und mehr von 1 Milliarde im Jahr 2020 auf 1,4 Milliarden ansteigen. Bis 2050 wird sich die Weltbevölkerung im Alter von 60 Jahren und älter verdoppeln (2,1 Milliarden). Die Zahl der Menschen, die 80 Jahre oder älter sind, wird sich zwischen 2020 und 2050 voraussichtlich verdreifachen und 426 Millionen erreichen. Bis 2050 werden zwei Drittel der Weltbevölkerung über 60 Jahre in Ländern mit niedrigem und mittlerem Einkommen leben. Jüngste Erkenntnisse deuten darauf hin, dass das altersbedingte Sterberisiko nach dem Alter von 105 Jahren abnimmt. Die maximale menschliche Lebenserwartung wird auf 115 Jahre geschätzt *(Hu et al., 2023)*.

Der älteste zuverlässig aufgezeichnete Mensch war Jeanne Calment, die 1997 im Alter von 122 Jahren starb. Das Altern ist einer der größten bekannten Risikofaktoren für die meisten menschlichen Krankheiten. Von den etwa 150.000 Menschen, die jeden Tag weltweit sterben, sterben etwa zwei Drittel - 100.000 pro Tag - an altersbedingten Ursachen. In den Industrienationen ist der Anteil höher und erreicht 90%. Altern, fortschreitende physiologische Veränderungen in einem Organismus, die zu Seneszenz oder einem Rückgang der biologischen Funktionen und der Fähigkeit des Organismus, sich an Stoffwechselstress anzupassen, führen *(Adetuyi et al., 2022)*.

Die Menschen leben weltweit immer länger. Heute können die meisten Menschen damit rechnen, sechzig Jahre und älter zu werden. In allen Ländern der Welt nehmen sowohl die Größe als auch der Anteil der älteren Menschen an der Bevölkerung zu. Während diese Verschiebung in der Verteilung der Bevölkerung eines Landes hin zu älteren Menschen, die als Bevölkerungsalterung bezeichnet wird, in Ländern mit hohem Einkommen begann (in Japan beispielsweise sind bereits 30 % der Bevölkerung über 60 Jahre alt), sind es nun die Länder mit niedrigem und mittlerem Einkommen, die den größten Wandel erleben *(Mehanna, 2022)*.

Im weitesten Sinne kann sich das Altern auf einzelne Zellen innerhalb eines Organismus beziehen, die sich nicht mehr teilen, oder auf die Population einer Art. Beim Menschen stellt das Altern die Anhäufung von Veränderungen im Laufe der Zeit dar und kann körperliche, psychologische und soziale Veränderungen umfassen. So kann sich beispielsweise die Reaktionszeit mit dem Alter verlangsamen, während das Gedächtnis und das Allgemeinwissen typischerweise zunehmen. Mit dem Alter steigt das Risiko von Krankheiten wie Krebs, Alzheimer, Diabetes, Herz-Kreislauf-Erkrankungen, Schlaganfall und vielen anderen. Von den etwa 150.000 Menschen, die jeden Tag weltweit sterben, sterben etwa zwei Drittel an altersbedingten Ursachen *(Khatoon, 2022)*.

Mit dem Altern verbundene Veränderungen:

Das Altern ist mit dynamischen biologischen, physiologischen, umweltbedingten, psychologischen, verhaltensbezogenen und sozialen

Prozessen verbunden. Einige altersbedingte Veränderungen sind gutartig, wie etwa das Ergrauen der Haare. Andere führen zu einer Abnahme der Sinnesfunktionen und der Aktivitäten des täglichen Lebens sowie zu einer erhöhten Anfälligkeit für und Häufigkeit von Krankheiten, Gebrechlichkeit oder Behinderung. Tatsächlich ist das fortschreitende Alter der Hauptrisikofaktor für eine Reihe von chronischen Krankheiten beim Menschen *(CH, & Kumari RA, 2023)*.

Eine Reihe von charakteristischen Alterssymptomen tritt bei der Mehrheit oder einem erheblichen Anteil der Menschen im Laufe ihres Lebens auf .Teenager verlieren die Fähigkeit des jungen Kindes, hochfrequente Töne über 20 kHz zu hören .Falten entstehen vor allem durch die Lichtalterung, insbesondere in den sonnenexponierten Bereichen (Gesicht) .Nach dem Höhepunkt im späten Teenageralter bis zum Ende der 20er Jahre nimmt die weibliche Fruchtbarkeit ab *(Shehabi et al., 2022)*.

Nach dem 30. Lebensjahr nimmt die Masse des menschlichen Körpers bis zum 70. Lebensjahr ab und zeigt dann dämpfende Schwankungen. Bei Menschen, die älter als 35 Jahre sind, steigt das Risiko, dass der Ziliarmuskel der Augen an Kraft verliert, was zu Schwierigkeiten bei der Fokussierung auf nahe Objekte führt, der sogenannten Presbyopie. Bei den meisten Menschen tritt die Presbyopie im Alter von 45-50 Jahren auf. Die Ursache ist die Verhärtung der Linse durch abnehmende Mengen an Alpha-Kristallin, ein Prozess, der durch höhere Temperaturen beschleunigt werden kann *(Adetuyi et al., 2022)*.

Um das 50. Lebensjahr herum wird das Haar grau. Der gemusterte Haarausfall im Alter von 50 Jahren betrifft etwa 30-50% der Männer und ein Viertel der Frauen. Die Menopause tritt typischerweise zwischen dem 44. und 58. Lebensjahr ein .In der Altersgruppe der 60- bis 64-Jährigen steigt die Inzidenz von Osteoarthritis auf 53% an. Allerdings berichten nur 20% über eine behindernde Osteoarthritis in diesem Alter .Fast die Hälfte der Menschen, die älter als 75 Jahre sind, haben einen Hörverlust (Presbycusis), der die gesprochene Kommunikation behindert *(Vale et al., 2023)*.

Gebrechlichkeit, ein Syndrom der verminderten Kraft, körperlichen Aktivität, körperlichen Leistungsfähigkeit und Energie, betrifft 25% der über 85-Jährigen. Die Muskeln reagieren weniger gut auf Bewegung oder Verletzungen, und ein Verlust an Muskelmasse und Kraft (Sarkopenie) ist häufig. Der maximale Sauerstoffverbrauch und die maximale Herzfrequenz nehmen ab. Handkraft und Beweglichkeit nehmen ab. Atherosklerose wird als Alterserkrankung eingestuft und führt zu Herz-Kreislauf-Erkrankungen (z.B. Schlaganfall und Herzinfarkt), die weltweit die häufigste Todesursache sind. Die Alterung der Gefäße führt zu einem Gefäßumbau und einem Verlust der arteriellen Elastizität und damit zu einer Versteifung des Gefäßsystems *(Haider et al., 2019)*.

Demenz tritt mit zunehmendem Alter immer häufiger auf. Etwa 3 % der Menschen zwischen 65 und 74 Jahren, 19 % zwischen 75 und 84 Jahren und fast die Hälfte der über 85-Jährigen haben eine

Demenz. Das Spektrum reicht von leichten kognitiven Beeinträchtigungen bis hin zu den neurodegenerativen Erkrankungen Alzheimer, zerebrovaskuläre Erkrankungen, Parkinson und Lou-Gehrig-Krankheit *(Nakahata et al., 2021).*

Darüber hinaus nehmen viele Arten des Gedächtnisses mit dem Alter ab, nicht aber das semantische Gedächtnis oder das Allgemeinwissen, wie z. B. Vokabeln, das in der Regel bis ins späte Erwachsenenalter zunimmt oder gleich bleibt. Die Intelligenz nimmt mit dem Alter ab, wobei die Geschwindigkeit je nach Art des Gedächtnisses variiert und während des größten Teils der Lebensspanne konstant bleiben kann und erst gegen Ende des Lebens plötzlich abnimmt. Individuelle Schwankungen in der Geschwindigkeit des kognitiven Abbaus lassen sich daher mit der unterschiedlichen Lebenslänge der Menschen erklären: Nach dem 20. Lebensjahr nimmt die Gesamtlänge der myelinisierten Axone des Gehirns pro Jahrzehnt um 10% ab *(Lalla et al., 2022).*

Das Alter kann zu einer Sehbehinderung führen, wodurch die nonverbale Kommunikation eingeschränkt wird, was zu Isolation und möglichen Depressionen führen kann. Ältere Erwachsene leiden jedoch möglicherweise nicht so sehr unter Depressionen wie jüngere Erwachsene. Paradoxerweise wurde festgestellt, dass sich ihre Stimmung trotz abnehmender körperlicher Gesundheit verbessert. Makuladegeneration führt zu Sehkraftverlust und nimmt mit dem Alter zu. Fast 12 % der über 80-Jährigen sind davon betroffen. Die Degeneration wird durch systemische Veränderungen im Kreislauf der

Abfallprodukte und durch das Wachstum abnormaler Gefäße rund um die Netzhaut verursacht *(Lys et al., 2019)*.

Andere Augenkrankheiten, die häufig mit dem Alter auftreten, sind Katarakte und Glaukome. Ein Grauer Star (Katarakt) tritt auf, wenn die Linse des Auges trübe wird, so dass die Sicht verschwimmt und schließlich zur Erblindung führt, wenn er nicht behandelt wird. Er entwickelt sich im Laufe der Zeit und tritt am häufigsten bei älteren Menschen auf. Der Graue Star kann durch eine Operation behandelt werden. Das Glaukom ist eine weitere häufige Augenkrankheit, die bei älteren Erwachsenen auftritt. Das Glaukom wird durch eine Schädigung des Sehnervs verursacht, die zu einem Sehverlust führt. Ein Glaukom entwickelt sich in der Regel im Laufe der Zeit, aber es gibt auch andere Formen des Glaukoms, und manche treten plötzlich auf. Es gibt einige Verfahren zur Behandlung des Glaukoms, aber es gibt keine Heilung oder Lösung für den einmal eingetretenen Schaden. Vorbeugung ist die beste Maßnahme im Falle eines Glaukoms *(Perry, 2020)*.

Man kann zwischen "proximaler Alterung" (altersbedingte Effekte, die durch Faktoren in der jüngeren Vergangenheit entstehen) und "distaler Alterung" (altersbedingte Unterschiede, die auf eine Ursache in der frühen Kindheit zurückzuführen sind, wie z.B. Poliomyelitis) unterscheiden. Die Haut verändert sich mit dem Alter. Aber es ist wichtig, sich daran zu erinnern, dass man Falten im Laufe eines Lebens mit Lächeln, Lachen und Stirnrunzeln verdient.

Außerdem wird viel Forschung betrieben, um die Wissenschaft der Hautalterung zu erforschen *(Ikhioya, 2019)*.

Nach Ansicht von Hautpflegeexperten sind die sieben Zeichen des Alterns feine Falten, stumpfe Haut, ungleichmäßiger Hautton, trockene Haut, Altersflecken, raue Hautstruktur und sichtbare Poren. Einige Lebensstilentscheidungen, die dazu beitragen können, die Auswirkungen altersbedingter Sehveränderungen zu verringern, sind das Tragen einer Sonnenbrille, wenn Sie sich im Freien aufhalten, das Ruhen der Augen, wenn Sie lange auf einen Computerbildschirm schauen, und der Verzehr von Lebensmitteln, die für die Gesundheit der Augen bekannt sind, wie z.B. Blattgemüse, fetter Fisch und frisches Obst *(Nigalye et al., 2022)*.

Ältere Erwachsene, d.h. Menschen ab 60 Jahren, leisten einen wichtigen Beitrag zur Gesellschaft als Familienmitglieder, Freiwillige und aktive Teilnehmer am Erwerbsleben. Viele ältere Erwachsene sind jedoch dem Risiko ausgesetzt, psychische und neurologische Störungen, Probleme mit dem Drogenkonsum und andere Gesundheitsprobleme wie Diabetes, Hörverlust und Osteoarthritis zu entwickeln *(Wongsala et al., 2021)*.

Ältere Erwachsene haben ein höheres Risiko für chronische Gesundheitsprobleme wie Diabetes, Osteoporose und Alzheimer, und Stürze sind eine der häufigsten Ursachen für Verletzungen in dieser Altersgruppe. Körperliche Aktivität kann dazu beitragen, sowohl chronischen Krankheiten als auch sturzbedingten Verletzungen bei älteren Erwachsenen vorzubeugen. Das frühe Alter kann eine angenehme Zeit sein; die Kinder sind erwachsen, die Arbeit ist vorbei und es bleibt Zeit, anderen Interessen nachzugehen. Viele ältere Menschen sind auch bereit, sich in gemeinnützigen und aktivistischen Organisationen zu engagieren, um ihr Wohlbefinden zu fördern. Im Gegensatz dazu ist die Wahrnehmung des Alters bei Schriftstellern, die über 80 Jahre alt sind, eher negativ *(Wang et al., 2023)*.

Das Alter ist die Altersspanne für Personen, die sich der Lebenserwartung nähern und diese überschreiten. Menschen im Alter werden auch als alte Menschen, Ältere, Älteste, Senioren, Senioren oder ältere Erwachsene bezeichnet. Das Alter ist kein bestimmtes biologisches Stadium: Das chronologische Alter, das als "Alter" bezeichnet wird, variiert kulturell und historisch. Einige Disziplinen und Bereiche konzentrieren sich auf das Altern und die alten Menschen, wie z.B. die organischen Prozesse des Alterns (Seneszenz), medizinische Studien des Alterungsprozesses (Gerontologie), Krankheiten, die ältere Erwachsene befallen (Geriatrie), Technologie zur Unterstützung der alternden Gesellschaft (Gerontechnologie) und Freizeit- und Sportaktivitäten, die an ältere Menschen angepasst sind (wie Seniorensport)*(Zaninotto, & Steptoe, 2022)*.

Alte Menschen haben oft eine begrenzte Regenerationsfähigkeit und sind anfälliger für Krankheiten und Verletzungen als jüngere Erwachsene. Sie sind mit sozialen Problemen im Zusammenhang mit dem Ruhestand, Einsamkeit und Altersdiskriminierung konfrontiert. Definitionen des Alters umfassen offizielle Definitionen, Definitionen für Untergruppen und vier Dimensionen wie folgt .*Offizielle*

Definitionen: In den meisten entwickelten westlichen Ländern liegt das Renteneintrittsalter bei etwa 65 Jahren; dies wird auch allgemein als Übergang vom mittleren zum hohen Alter angesehen. Das Erreichen dieses Alters ist in der Regel eine Voraussetzung für die Inanspruchnahme von Sozialprogrammen für Senioren. In nicht-westlichen Ländern kann das Alter bereits mit Mitte 40 oder erst mit 70 Jahren beginnen, wobei sich die Vorstellung von 'Alter' im Allgemeinen verschiebt *(Rychtaříková, 2019)*.

Das Alter kann nicht universell definiert werden, da es kontextabhängig ist. Die Vereinten Nationen zum Beispiel betrachten das Alter als 60 Jahre oder älter. In einem gemeinsamen Bericht des U.S. National Institute on Aging und des Regionalbüros für Afrika der Weltgesundheitsorganisation [WHO] aus dem Jahr 2001 wird der Beginn des Alters in Afrika südlich der Sahara dagegen auf 50 Jahre festgelegt. Die niedrigere Schwelle ist in erster Linie darauf zurückzuführen, dass in den Entwicklungsländern anders über das Alter gedacht wird. Anders als in den Industrieländern, wo das chronologische Alter den Eintritt in den Ruhestand bestimmt, bestimmen die Gesellschaften in den Entwicklungsländern das Alter nach der Fähigkeit einer Person, einen aktiven Beitrag zur Gesellschaft zu leisten. Dies wird auch durch die niedrigere Lebenserwartung in den Entwicklungsländern erheblich beeinflusst *(EKONG, & EYO, 2023)*.

Untergruppendefinitionen, Gerontologen haben erkannt, dass Menschen sehr unterschiedliche Bedingungen erleben, wenn sie sich dem Alter nähern. In den entwickelten Ländern sind viele Menschen in den späten 60er und 70er Jahren (häufig als "frühes Alter" bezeichnet) noch fit, aktiv und in der Lage, für sich selbst zu sorgen. Nach 80 jedoch werden sie im Allgemeinen zunehmend gebrechlich, ein Zustand, der durch schwere geistige und körperliche Schwäche gekennzeichnet ist .Anstatt alle Menschen, die als alt definiert wurden, in einen Topf zu werfen, haben einige Gerontologen die Vielfalt des Alters erkannt und Untergruppen definiert. Eine Studie unterscheidet zwischen jungen Alten (60 bis 69), mittelalten Alten (70 bis 79) und sehr alten Menschen (80+) *(Bataineh et al., 2020)*.

Eine andere Studie unterteilt in jung-alt (65 bis 74), mittel-alt (75 bis 84) und alt-alt (85+). Eine dritte Untergruppierung ist jung-alt (65 bis 74), alt (74 bis 84) und alt-alt (85+). Die Beschreibung von Untergruppen in der Bevölkerung ab 65 Jahren ermöglicht eine genauere Darstellung bedeutender Lebensveränderungen. Zwei britische Wissenschaftler, Paul Higgs und Chris Gilleard, haben eine Untergruppe "viertes Alter" hinzugefügt. Im britischen Englisch ist das "dritte Alter" "die Lebensphase des aktiven Ruhestands, die auf das mittlere Alter folgt". Higgs und Gilleard beschreiben das vierte Alter als "eine Arena des inaktiven, ungesunden, unproduktiven und letztlich erfolglosen Alterns" *(Changbanchong, & Thamchuto, 2022)*.

Die charakteristischen Merkmale des Alters sind sowohl körperlicher als auch geistiger Natur. Die Merkmale des Alters unterscheiden sich so sehr von den Merkmalen des mittleren Alters, dass man beim Übergang in das hohe Alter von verschiedenen Personen sprechen kann, die sich dieselbe Identität "teilen". Außerdem treten sie bei den verschiedenen Menschen in unterschiedlicher Geschwindigkeit und Reihenfolge auf. Alterserscheinungen können bei Menschen desselben chronologischen Alters leicht variieren. Ein grundlegendes Zeichen des Alters, das sowohl den Körper als auch den Geist betrifft, ist die "Langsamkeit des Verhaltens". Der Begriff beschreibt einen Zusammenhang zwischen dem fortschreitenden Alter und der Verlangsamung der Reaktion sowie der körperlichen und geistigen Leistungsfähigkeit. Ältere Menschen sind jedoch eine glücklichere Altersgruppe als jüngere Menschen *(Lin et al., 2020).*

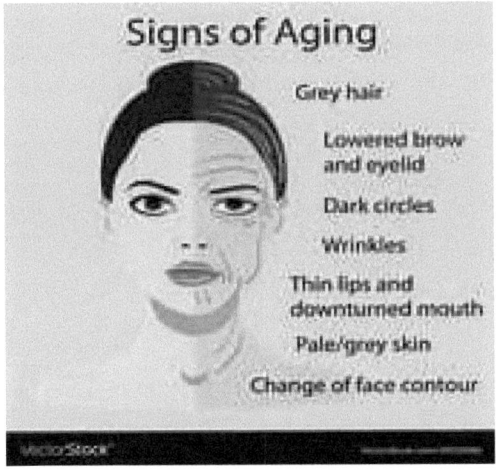

Nishita, Y., Sala, G., Shinohara, M., Tange, C., Ando, F., Shimokata, H., ... & Otsuka, R. (2022). Auswirkungen des APOEε4-Genotyps auf altersbedingte Veränderungen der kognitiven Funktionen bei japanischen Erwachsenen mittleren und höheren Alters: Eine 20-jährige Nachfolgestudie. *Experimentelle Gerontologie*, 112036.

Alterserscheinungen, *Kognitive und geistige Gesundheit,* bei älteren Erwachsenen sind altersbedingte Veränderungen der Kognition (des Denkens) leicht und beeinträchtigen das tägliche Funktionieren nicht wesentlich. Ältere Erwachsene sind auch im fortgeschrittenen Alter noch in der Lage, neue Fähigkeiten zu erlernen, auch wenn das Lernen länger dauern kann als bei jüngeren Erwachsenen. Das Kurzzeitgedächtnis verändert sich mit dem Alter merklich, während das Langzeitgedächtnis mit dem Alter weniger stark nachlässt. Einige kognitive Veränderungen sind mit dem Alter normal, wie z.B. langsamere Reaktionszeiten und geringere Problemlösungsfähigkeiten. Auch die Geschwindigkeit, mit der Informationen kodiert, gespeichert und abgerufen werden, verlangsamt sich im Alter. Dennoch schneiden viele ältere Erwachsene bei Intelligenztests, die sich auf angesammeltes Wissen und Erfahrung stützen, besser ab als jüngere Menschen *(Lin et al., 2020).*

Weisheit und Kreativität bleiben oft bis zum Ende des Lebens erhalten. Persönlichkeitsmerkmale bleiben im Laufe der Zeit relativ stabil. Menschen, die zum Beispiel in jungen Jahren kontaktfreudig waren, sind es wahrscheinlich auch im späteren Leben. Die meisten älteren Erwachsenen berichten über eine gute psychische Gesundheit und haben weniger psychische Probleme als andere Altersgruppen. Allerdings leidet jeder vierte ältere Erwachsene an einem psychischen Problem wie Depression, Angstzuständen, Schizophrenie oder Demenz. Die Selbstmordrate bei Männern über 85 ist höher als in jeder anderen Altersgruppe. Es wird erwartet, dass sich die Zahl der älteren Erwachsenen mit Substanzmissbrauchsproblemen bis 2020 auf fünf Millionen verdoppeln wird *(Reynolds et al., 2022)*.

Demenz (einschließlich der Alzheimer-Krankheit, der häufigsten Form von Demenz) ist kein normaler Teil des Alterns. Ungefähr 5 Prozent der Menschen zwischen 71 und 79 Jahren und 37 Prozent der Bevölkerung über 90 Jahren sind davon betroffen. Mit zunehmendem Alter sind die Menschen im Allgemeinen zufriedener mit ihrem Leben und sehen dem Älterwerden optimistischer entgegen. Zu den geistigen Merkmalen des Alters gehören die folgenden: Einvernehmlichkeit: Trotz des Stresses, den das Alter mit sich bringt, werden die Worte "angenehm" und "akzeptierend" häufig verwendet, um Menschen im Alter zu beschreiben *(Stentagg et al., 2021)*.

Bei manchen Menschen führt die Abhängigkeit, die mit dem Alter einhergeht, jedoch zu Gefühlen der Inkompetenz und Wertlosigkeit, weil sie sich bei vielen grundlegenden Lebensfunktionen auf andere verlassen müssen. Mit dem Alter geht auch eine gewisse Vorsicht einher. Die Abneigung gegen "Risikobereitschaft" rührt oft daher, dass alte Menschen weniger zu gewinnen und mehr zu verlieren haben als jüngere. Depressive Stimmung, Alter ist ein Risikofaktor für Depressionen, die durch Vorurteile verursacht werden. Wenn jüngere Menschen Vorurteile gegenüber älteren Menschen haben und dann selbst alt werden, wenden sich ihre altersfeindlichen Vorurteile nach innen und verursachen Depressionen. Menschen, die mehr negative Altersstereotypen haben, werden mit zunehmendem Alter wahrscheinlich häufiger an Depressionen leiden *(Figueiredo et al., 2021)*.

Altersdepressionen führen dazu, dass die über 65-jährige Bevölkerung die höchste Selbstmordrate aufweist. Die Angst vor Kriminalität im Alter, insbesondere bei gebrechlichen Menschen, wiegt manchmal schwerer als die Sorge um Finanzen oder Gesundheit und schränkt das Handeln ein. Die Angst hält an, obwohl alte Menschen seltener Opfer von Verbrechen werden als jüngere Menschen. Zunehmende Angst vor gesundheitlichen Problemen .Nach Schätzungen der Weltgesundheitsorganisation sind etwa 15% der Menschen über 60 von psychischen Störungen betroffen. Eine andere Umfrage, die in 15 Ländern durchgeführt wurde, ergab, dass psychische Störungen bei Erwachsenen die täglichen Aktivitäten stärker beeinträchtigen als körperliche Probleme *(Lee et al., 2021)*.

Körperliche Gesundheit, eine Reihe von körperlichen Veränderungen und Gesundheitsprobleme treten im Alter häufiger auf. Aber so wie alle älteren Erwachsenen nicht gleich sind, variiert auch der Gesundheitszustand. Viele sind aktiv und gesund, während andere gebrechlich sind und an mehreren Krankheiten leiden. Ungefähr 92 Prozent der älteren Erwachsenen haben mindestens eine chronische Erkrankung, und 77 Prozent haben zwei oder mehr. Vier chronische Erkrankungen - Herzkrankheiten, Krebs, Schlaganfall und Diabetes - verursachen jedes Jahr fast zwei Drittel aller Todesfälle bei Menschen über 65 Jahren *(Bullard et al., 2019)*.

Hörstörungen bei älteren Erwachsenen sind oft leicht oder mittelschwer, aber dennoch weit verbreitet. Fast 25 Prozent der Erwachsenen im Alter von 65 bis 74 Jahren und 50 Prozent im Alter von 75 Jahren und älter haben eine Hörstörung, die oft isolierend wirkt. Visuelle Veränderungen bei älteren Erwachsenen führen zu Problemen wie einer langsameren Lesegeschwindigkeit und Schwierigkeiten beim Lesen von Kleingedrucktem und bei schwachem Licht sowie zu Schwierigkeiten beim Autofahren bei Nacht *(Guan et al., 2022)*.

Der Anteil der älteren Erwachsenen, die bei alltäglichen Aktivitäten Hilfe benötigen, steigt mit dem Alter. Weniger als ein Fünftel der älteren Erwachsenen im Alter zwischen 65 und 74 Jahren benötigen Hilfe bei den Aktivitäten des täglichen Lebens wie Baden oder Essen. Bei den Männern sind es 40 Prozent und bei den Frauen über 85 Jahren 53 Prozent, die solche Hilfe benötigen. Ältere ethnische und rassische Minderheiten haben eine höhere Prävalenz von Fettleibigkeit, Diabetes und Bluthochdruck sowie einen früheren Beginn chronischer Krankheiten als weiße ältere Erwachsene. Einige der Faktoren, die zu dieser Ungleichheit beitragen, sind Armut, segregierte Gemeinschaften mit weniger gesundheitsfördernden Ressourcen, schlechte Bildung, Arbeitslosigkeit, Diskriminierung und ein schlechterer Zugang zu einer hochwertigen Gesundheitsversorgung *(Koistinen edt al., 2020)*.

Knochen- und Gelenkprobleme: Alte Knochen sind durch "Ausdünnung und Schrumpfung" gekennzeichnet, was zu einem

Verlust an Körpergröße (etwa 5 cm im Alter von 80 Jahren), einer gebückten Haltung bei vielen Menschen und einer größeren Anfälligkeit für Knochen- und Gelenkerkrankungen wie Arthrose und Osteoporose führen kann. Chronische Schleimhypersekretion (CMH), definiert als "Husten und Auswurf", ist ein häufiges Atemsymptom bei älteren Menschen. Zahnprobleme: Ältere Menschen haben möglicherweise weniger Speichel und eine geringere Fähigkeit, die Mundhygiene aufrechtzuerhalten, was das Risiko von Karies und Infektionen erhöht *(Curtis et al., 2021)*

Probleme mit dem Verdauungssystem: In etwa 40% der Fälle treten im Alter Verdauungsstörungen wie Schluckbeschwerden, Unfähigkeit, ausreichend zu essen und Nahrung aufzunehmen, Verstopfung und Blutungen auf. Essentieller Tremor (ET): Ein unkontrollierbares Zittern eines Teils des Oberkörpers, das bei älteren Menschen häufiger vorkommt und dessen Symptome sich mit zunehmendem Alter verschlimmern. Verschlechterung des Augenlichts: Alterssichtigkeit kann bis zum Alter von 50 Jahren auftreten und behindert das Lesen, insbesondere von Kleingedrucktem bei schlechten Lichtverhältnissen. Auch die Lesegeschwindigkeit und die Fähigkeit, Objekte zu lokalisieren, können beeinträchtigt sein. Im Alter von 80 Jahren haben mehr als die Hälfte aller Amerikaner entweder einen Grauen Star oder wurden am Grauen Star operiert *(Cristina, & Lucia, 2021).*

Veränderung des Gangs: Einige Aspekte des Gangs verändern sich normalerweise im Alter. Nach dem 70. Lebensjahr verlangsamt sich die Geschwindigkeit. Die Zeit, in der beide Füße auf dem Boden stehen ("Doppelstand"), nimmt zu. Alte Menschen bewegen sich manchmal so, als würden sie vorsichtig auf Eis gehen. Das Haar wird normalerweise grau und kann dünner werden. Im Alter von 50 Jahren haben etwa 50% der Europäer 50% graue Haare. Viele Männer sind von Glatzenbildung betroffen .Frauen kommen in die Menopause. Schwerhörigkeit: Im Alter von 75 Jahren haben 48% der Männer und 37% der Frauen zumindest einen erheblichen Teil ihres Hörvermögens verloren. Von den 26,7 Millionen Menschen im Alter von über 50 Jahren mit einer Hörschwäche verwendet ein Siebtel Hörgeräte. In der Altersgruppe von 70-79 Jahren steigt der partielle Hörverlust, der die Kommunikation beeinträchtigt, auf 65%, vor allem bei Männern mit niedrigem Einkommen *(Meher, & Gharge, 2022)*.

Im Alter kann die Leistungsfähigkeit des Herzens nachlassen und die Ausdauer abnehmen. Atherosklerose kann den Blutfluss einschränken. Verlust der Immunfunktion. Die Lunge kann sich weniger effizient ausdehnen und weniger Sauerstoff liefern. Schmerzen: 25 % der Senioren haben chronische Schmerzen, die mit dem Alter zunehmen, bis zu 80 % der Senioren in Pflegeheimen. Die meisten Schmerzen sind rheumatologischer oder bösartiger Natur. Nachlassender Sexualtrieb bei Männern und Frauen. Die zunehmende Erforschung des Sexualverhaltens und der sexuellen Wünsche im höheren Lebensalter stellt das "asexuelle" Bild von älteren Erwachsenen in Frage. Menschen im Alter von 75-102 Jahren erleben durchaus Sinnlichkeit und sexuelle Lust *(Stompór et al., 2019)*.

Schlafprobleme und Tagesmüdigkeit betreffen mehr als die Hälfte der Senioren. Im Alter von 65 Jahren sinkt der Tiefschlaf auf etwa 5 % der Schlafzeit. Die Geschmacksknospen nehmen im Alter von 80 Jahren um bis zur Hälfte ab. Das Essen verliert an Attraktivität und die Ernährung kann darunter leiden. Im Alter von 85 Jahren nimmt das Durstempfinden ab, so dass 41% der älteren Menschen nicht mehr genug trinken. Harninkontinenz ist im Alter häufig anzutreffen. Die Stimmbänder werden schwächer und vibrieren langsamer, was zu einer geschwächten, gehauchten Stimme führt, der "Stimme des alten Menschen" *(Razon et al., 2022)*.

Beeinträchtigung oder Verlust der Mobilität: "Eine Beeinträchtigung der Mobilität betrifft 14% der Menschen zwischen 65 und 74 Jahren, [und] die Hälfte der über 85-Jährigen. Der Verlust der Mobilität ist bei älteren Menschen weit verbreitet und hat schwerwiegende "soziale, psychologische und physische Folgen". Stürze: Im Alter steigt das Risiko, sich bei Stürzen zu verletzen. Jedes Jahr stürzt etwa ein Drittel der über 65-Jährigen und mehr als die Hälfte der über 80-Jährigen. Stürze sind die Hauptursache für Verletzungen und Todesfälle bei alten Menschen. Trotz dieser geistigen und körperlichen Gesundheitsprobleme geben zwei Drittel der älteren Erwachsenen, die nicht in Langzeitpflegeeinrichtungen leben, an, dass ihre Gesundheit im Vergleich zu anderen Altersgruppen gut, sehr gut oder ausgezeichnet ist *(Shirgaokar et al., 2020)*.

Stürze sind die Hauptursache für ungewollte Verletzungen bei älteren Menschen. Ein Sturz ist definiert als eine Bewegung von einer höheren zu einer niedrigeren Ebene, typischerweise schnell und ohne Kontrolle: man verliert das Gleichgewicht und bricht zusammen. Ein Sturz ist ein Ereignis, das dazu führt, dass eine Person unbeabsichtigt auf dem Boden, dem Fußboden oder einer anderen tieferen Ebene zum Liegen kommt. Ein Sturz ist ein Ereignis, das dazu führt, dass eine Person unbeabsichtigt auf dem Boden, dem Fußboden oder einer anderen tieferen Ebene zu liegen kommt *(Ganz, & Latham, 2020)*.

Stürze bei älteren Menschen:

Das Phänomen der Stürze ist weltweit als ein großes Problem der öffentlichen Gesundheit anerkannt. Stürze sind weltweit das Gesundheitsproblem Nummer eins und ein häufiges Problem bei der Beurteilung durch medizinisches Fachpersonal. Ein Sturz ist definiert als eine "plötzliche, nicht beabsichtigte und unerwartete Bewegung aus der orthostatischen Position, aus dem Sitz oder aus der klinischen Position" *(trini et al., 2021)*.

Stürze betreffen ältere Menschen vor allem aus zwei Gründen: die Abnahme der funktionellen Reserven, die für die Aufrechterhaltung der orthostatischen Position benötigt werden; die folgenden Anfälligkeiten oder Pathologien, die durch gleichzeitig auftretende Faktoren, pathologische Prozesse und ungünstige pharmakologische Anreize verursacht werden. Menschen über 65 haben die höchste Wahrscheinlichkeit, zu stürzen: 30% von ihnen stürzen mindestens einmal pro Jahr, während der Prozentsatz bei

Menschen über 80 noch höher ist (etwa 50%). Auch wenn ältere Menschen das höchste Risiko eines Sturzes haben *(Purnamasari et al., 2020)*.

Die Rate der Messung, Risiken von Stürzen, Stürze bei Erwachsenen ab 65 Jahren verursachten im Jahr 2020 mehr als 36.000 Todesfälle und sind damit die führende Ursache für Todesfälle durch Verletzungen in dieser Gruppe. Im Jahr 2020 verzeichneten die Notaufnahmen 3 Millionen Besuche wegen Stürzen älterer Erwachsener. Stürze älterer Erwachsener verursachen jährlich medizinische Kosten in Höhe von 50 Milliarden Dollar, von denen 3/4 von Medicare und Medicaid getragen werden. Nach Angaben der Centers for Disease Control and Prevention (CDC) sind Stürze die Haupttodesursache bei Erwachsenen ab 65 Jahren und verursachen über 34.000 Todesfälle in dieser Altersgruppe. Stürze sind weltweit die zweithäufigste Todesursache bei unbeabsichtigten Verletzungen *(CDC, 2020)*.

Der Tod durch Stürze ist ein ernstes und endemisches Problem bei älteren Menschen. Schätzungen zufolge ist die Zahl der Todesfälle durch Stürze in den USA zwischen 2007 und 2016 um 30 % gestiegen. Wenn diese Rate anhält, rechnet die CDC bis 2030 mit sieben Sturztoten pro Stunde. Sturzverletzungen sind kostspielig und führen bei älteren Menschen zu längeren Krankenhausaufenthalten. Außerdem ist die Lebensqualität nach einem Sturz erheblich beeinträchtigt. Stürze sind die häufigste Ursache für traumatische Hirnverletzungen (TBI), und die meisten Hüftfrakturen werden durch

Stürze verursacht. Jedes Jahr werden über 800.000 Patienten aufgrund von Stürzen ins Krankenhaus eingeliefert *(Choi, 2022)*.

Faktoren, die zum Sturz beitragen:

Die Faktoren, die zu Stürzen bei älteren Menschen beitragen. Der beste Prädiktor für einen Sturz ist ein früherer Sturz. Stürze bei älteren Menschen haben jedoch selten eine einzige Ursache oder einen einzigen Risikofaktor. Ein Sturz wird in der Regel durch eine komplexe Interaktion zwischen den folgenden Faktoren verursacht: Intrinsische Faktoren (altersbedingte Funktionseinbußen, Erkrankungen und unerwünschte Arzneimittelwirkungen). Extrinsische Faktoren (Umweltgefahren). Situative Faktoren (im Zusammenhang mit der ausgeübten Tätigkeit, z.B. der eilige Gang zur Toilette) *(Mehdizadeh et al., 2021)*.

Intrinsische Faktoren, Altersbedingte Veränderungen können Systeme beeinträchtigen, die an der Aufrechterhaltung des Gleichgewichts und der Stabilität (beim Stehen, Gehen oder Sitzen) beteiligt sind und das Risiko von Stürzen erhöhen. Sehschärfe, Kontrastempfindlichkeit, Tiefenwahrnehmung und Dunkeladaption nehmen ab. Veränderungen der Muskelaktivierungsmuster und der Fähigkeit, eine ausreichende Muskelkraft und -geschwindigkeit zu erzeugen, können die Fähigkeit beeinträchtigen, das Gleichgewicht aufrechtzuerhalten oder wiederzuerlangen, wenn es zu Störungen kommt (z. B. beim Betreten einer unebenen Fläche oder wenn man gestoßen wird). Tatsächlich ist Muskelschwäche jeglicher Art ein wichtiger Prädiktor für Stürze. Chronische und akute Erkrankungen und die Einnahme von Medikamenten sind wichtige Risikofaktoren für Stürze. Das Sturzrisiko steigt mit der Anzahl der eingenommenen Medikamente. Psychopharmaka sind die Medikamente, von denen am häufigsten berichtet wird, dass sie das Risiko von Stürzen und sturzbedingten Verletzungen erhöhen *(Reddy et al., 2023)*.

Extrinsische Faktoren, Umweltfaktoren können das Sturzrisiko unabhängig voneinander oder, was noch wichtiger ist, in Wechselwirkung mit intrinsischen Faktoren erhöhen. Das Risiko ist am höchsten, wenn die Umgebung eine größere Haltungskontrolle und Mobilität erfordert (beim Gehen auf einer rutschigen Oberfläche) und wenn die Umgebung ungewohnt ist (beim Umzug in eine neue Wohnung). *Situative Faktoren*, bestimmte Aktivitäten oder Entscheidungen können das Risiko von Stürzen und sturzbedingten Verletzungen erhöhen. Beispiele dafür sind das Gehen während des Sprechens oder die Ablenkung durch Multitasking und das Übersehen einer Gefahr in der Umgebung (ein Bordstein oder eine Stufe), der eilige Gang zur Toilette (insbesondere nachts, wenn man nicht ganz wach ist oder die Beleuchtung unzureichend ist) und das eilige Gehen zum Telefon *(Buková et al., 2023)*.

Viele Risikofaktoren können geändert oder modifiziert werden, um Stürze zu verhindern :Schwäche des Unterkörpers, Vitamin-D-Mangel (d.h. zu wenig Vitamin D im Körper), Schwierigkeiten beim Gehen und Gleichgewicht, Einnahme von Medikamenten wie Beruhigungsmitteln, Sedativa oder Antidepressiva. Selbst einige rezeptfreie Medikamente können das Gleichgewicht und die

Standfestigkeit der Füße beeinträchtigen .Sehstörungen, Fußschmerzen oder schlechtes Schuhwerk, häusliche Gefahren wie zerbrochene oder unebene Stufen sowie Teppiche oder Unordnung, über die man stolpern kann .die meisten Stürze werden durch eine Kombination von Risikofaktoren verursacht. Je mehr Risikofaktoren eine Person hat, desto größer ist die Wahrscheinlichkeit eines Sturzes *(Papalia et al., 2020)*.

Alter 65 Jahre und älter; Prothese der unteren Gliedmaßen; Verwendung von Hilfsmitteln wie Gehhilfe, Kran und Rollstuhl; alleinlebend. Lebensstil, Unsichere Arbeitsplätze wie Gebäude, Brücken; unzureichende Sicherheitsausrüstung zum Schutz der Arbeitnehmer vor Stürzen. Emotionaler Zustand, Stresssituationen können die Konzentrationsfähigkeit einer Person beeinträchtigen; Depression. Gefahren in der Umgebung wie Unordnung und Teppiche, unzureichende Beleuchtung, kaputte oder unebene Stufen, über die man stolpern kann, ungeschützte Bäche und Mülldeponien, ungesicherte Swimmingpools *(Cuevas-Trisan, 2019)*.

Kognitiv, Beeinträchtigung der Wachsamkeit, Veränderung der kognitiven Fähigkeiten und Funktionen, Schlafmangel, Bewusstlosigkeit oder Halbbewusstlosigkeit, desorientierte und verwirrte Patienten. Pharmazeutische Wirkstoffe, Polypharmazie; Beruhigungsmittel, Narkotika, Hypnotika, Sedativa oder Antidepressiva, rezeptfreie Medikamente, die das Gleichgewicht und den Gang beeinträchtigen können Einige Medikamente können das Sturzrisiko erhöhen, indem sie Schwindel, Sedierung, Verwirrung, verschwommenes Sehen oder niedrigen Blutdruck verursachen *(Seppala et al., 2021)*.

Zu den Medikamenten, die mit Stürzen und deren schädlichen Auswirkungen in Verbindung gebracht werden, gehören: Medikamente, die das Gehirn beeinflussen, wie Antidepressiva, Antipsychotika, Medikamente gegen Angstzustände, Opioide wie Codein, Morphin und Oxycodon, Antihistaminika wie Diphenhydramin und Chlorpheniramin, Antipsychotika wie Haloperidol und Risperidon, Antikonvulsiva wie Phenytoin und Carbamazepin. Medikamente, die den Blutdruck beeinflussen, wie z.B. ACE-Hemmer und blutdrucksenkende Medikamente. Medikamente, die den Blutzucker senken, wie Insulin und orale Hypoglykämiemittel. Polypharmazie oder die Einnahme mehrerer Medikamente, die additive oder synergistische Auswirkungen auf das Sturzrisiko haben können *(Virnes et al., 2022)*.

Komplikation durch Sturz:

Die Komplikationen, die Stürze für ältere Menschen mit sich bringen, viele Stürze verursachen keine Verletzungen. Aber einer von fünf Stürzen führt zu einer schweren Verletzung wie einem Knochenbruch oder einer Kopfverletzung. Verletzungen können es einer Person schwer machen, sich fortzubewegen, alltäglichen Aktivitäten nachzugehen oder allein zu leben. Mehr als 50% der Stürze älterer Menschen führen zu einer Verletzung. Obwohl die meisten Verletzungen nicht schwerwiegend sind (Prellungen, Schürfwunden), sind sturzbedingte Verletzungen für etwa 5 % der

Krankenhauseinweisungen bei Patienten ≥ 65 verantwortlich. Etwa 5 % der Stürze führen zu Frakturen des Oberarmknochens, des Handgelenks oder des Beckens. Etwa 2% der Stürze führen zu einer Hüftfraktur *(Lyu et al., 2022)*.

Andere schwere Verletzungen (Kopf- und innere Verletzungen, Risswunden) treten bei etwa 10% der Stürze auf. Einige sturzbedingte Verletzungen sind tödlich. Etwa 5 % der älteren Menschen mit Hüftfrakturen sterben während des Krankenhausaufenthalts. Die Gesamtsterblichkeit in den 12 Monaten nach einer Hüftfraktur liegt zwischen 18 und 33%. Etwa die Hälfte der älteren Menschen, die stürzen, kann nicht ohne Hilfe aufstehen. Wenn sie nach einem Sturz länger als 2 Stunden auf dem Boden liegen bleiben, erhöht sich das Risiko für Dehydrierung, Druckgeschwüre, Rhabdomyolyse, Unterkühlung und Lungenentzündung *(Van Heghe et al., 2022)*.

Stürze können Knochenbrüche verursachen, wie Handgelenk-, Arm-, Knöchel- und Hüftfrakturen. Stürze können Kopfverletzungen verursachen, die sehr ernst sein können, insbesondere wenn die Person bestimmte Medikamente (wie Blutverdünner) einnimmt. Eine ältere Person, die stürzt und sich den Kopf stößt, sollte sofort einen Arzt aufsuchen, um sicherzustellen, dass sie keine Hirnverletzung hat. Viele Menschen, die stürzen, haben Angst vor Stürzen, auch wenn sie nicht verletzt sind. Diese Angst kann dazu führen, dass eine Person ihre täglichen Aktivitäten einschränkt. Wenn eine Person weniger aktiv ist, wird sie schwächer und die Wahrscheinlichkeit eines Sturzes steigt *(Pater, 2022)*.

Stürze können schädliche Auswirkungen wie Knochenbrüche, Kopfverletzungen, Verlust der Unabhängigkeit und eine erhöhte Sterblichkeit haben. Stürze können zu einer Vielzahl von Komplikationen führen, die von Knochenbrüchen bis hin zu langfristigen Krankenhausaufenthalten und dem Verlust von Selbstwertgefühl und Selbstvertrauen reichen. Da die Folgen von Stürzen zahlreich und erheblich sind, sind Stürze und die daraus resultierenden Verletzungen, ob Hüftfrakturen oder Kopfverletzungen, wichtige Gesundheitsprobleme, die nicht übersehen werden dürfen ***(Tsai et al., 2020)***.

Ein Sturz, insbesondere ein wiederholter Sturz, erhöht das Risiko von Verletzungen, Krankenhausaufenthalten und Tod, insbesondere bei älteren Menschen, die gebrechlich sind und bereits bestehende Begleiterkrankungen (z. B. Osteoporose) und Defizite bei den Aktivitäten des täglichen Lebens (z. B. Inkontinenz) haben. Längerfristige Komplikationen können eine verminderte körperliche Funktion, Angst vor Stürzen und Heimeinweisung sein. Stürze tragen Berichten zufolge zu > 40 % der Einweisungen in Pflegeheime bei ***(Fragala et al., 2019)***.

Funktion und Lebensqualität können sich nach einem Sturz drastisch verschlechtern. Mindestens 50 % der älteren Menschen, die vor einer Hüftfraktur gehfähig waren, erreichen ihr früheres Mobilitätsniveau nicht wieder. Nach einem Sturz haben ältere Menschen möglicherweise Angst, erneut zu stürzen, so dass ihre Mobilität manchmal eingeschränkt ist, weil sie ihr Vertrauen verloren haben. Manche Menschen vermeiden aus Angst sogar bestimmte Aktivitäten (z.B. Einkaufen, Putzen). Eine verringerte Aktivität kann die Steifheit und Schwäche der Gelenke verstärken und die Mobilität weiter einschränken *(Sattar et al., 2020)*.

Körperliche Folgen, Frakturen, insbesondere an der Hüfte oder am Unterarm, Schmerzen oder Unwohlsein, medizinische Beschwerden/Gesundheitsprobleme aufgrund längerer Immobilität, Schwierigkeiten oder Unfähigkeit, sich unabhängig zu bewegen, insbesondere über längere Zeiträume, unsicheres Gangbild. *Soziale Folgen,* Verlust der Unabhängigkeit, Änderungen der täglichen Routine, finanzielle Kosten des Krankenhausaufenthalts, Verlust sozialer Kontakte aufgrund eines langfristigen Krankenhausaufenthalts, verminderte Lebensqualität *(Teixeira et al., 2019)*.

Psychologische Folgen, Frustration über den Verlust der Unabhängigkeit bei der Verrichtung alltäglicher Aktivitäten, Angst vor einem erneuten Sturz, Kummer aufgrund von Unsicherheit und Angst im Leben nach einer sturzbedingten Verletzung, Verlegenheit aufgrund der Verletzung und/oder der Verwendung von Gehhilfen *und* Verlust des Selbstwertgefühls aufgrund der Unfähigkeit, nach einem Sturz für sich selbst zu sorgen *(Schoene et al., 2019)*.

Herbstbewertung Tools:

Das anerkannte Instrument zur Bewertung des Sturzrisikos. Es gibt viele Instrumente zur Bewertung des Sturzrisikos, darunter der

Timed Up and Go (TUG)-Test, der Tinetti Balance, die Berg Balance Scale (BBS) und die Richtlinien der American Geriatrics Society/British Geriatrics Society für die klinische Praxis .Timed Up and Go (TUG) Test: misst die Zeit, die benötigt wird, um von einem Stuhl aufzustehen, 3 Meter zu gehen, sich umzudrehen, zurückzulaufen und sich zu setzen. Eine längere Zeitspanne deutet auf ein höheres Sturzrisiko hin. Der TUG-Test misst die Beweglichkeit. Für den Tester sind ein Maßband, eine Stoppuhr und eine Methode zum Ziehen einer provisorischen Linie auf dem Boden in etwa 10 Fuß Entfernung von einem Standardsessel wichtig. Falls erforderlich, sollte der Patient mit einer Gehhilfe gehen und normales Schuhwerk tragen *(Meekes et al., 2021)*.

Die Patientin steht auf, geht in ihrem normalen Tempo bis zur Bodenlinie, dreht sich um, geht zurück zum Stuhl und setzt sich wieder hin, wenn der Tester "los" sagt und die Stoppuhr startet. Die Zeit, die die Patientin für die Aufgabe benötigt, wird vom Prüfer aufgezeichnet. Laut der Oncology Nursing Society besteht für einen Patienten, der mehr als 12 Sekunden für den TUG-Test benötigt, ein hohes Risiko zu stürzen. Der TUG-Test misst die Funktion einer Person und zeigt, ob sie sich im dynamischen Gleichgewicht befindet. Er wird für die Anwendung durch medizinisches Fachpersonal empfohlen und erfordert keine spezielle Ausrüstung. Die Gültigkeit und Zuverlässigkeit des TUG-Tests wurden umfassend untersucht und werden häufig in Forschungsstudien verwendet *(Diao et al., 2021)*.

Berg Balance Scale (BBS): besteht aus 14 Items, die das Gleichgewicht bei verschiedenen Aktivitäten wie Stehen, Greifen und Drehen messen. Eine niedrigere Punktzahl deutet auf ein höheres Sturzrisiko hin .Performance Oriented Mobility Assessment (POMA): besteht aus zwei Komponenten, die das Gleichgewicht und die Gangart messen. Eine niedrigere Punktzahl deutet auf ein höheres Sturzrisiko hin .Functional Reach Test: misst die Distanz, die man im Stehen nach vorne greifen kann, ohne das Gleichgewicht zu verlieren. Eine geringere Entfernung deutet auf ein höheres Sturzrisiko hin *(Strutz et al., 2022)*.

Sturzgeschichte: fragt nach der Anzahl und den Umständen früherer Stürze. Ein oder mehrere Stürze im vergangenen Jahr deuten auf ein höheres Sturzrisiko hin. Die frühzeitige Erkennung eines hohen Sturzrisikos bei älteren Menschen ist eine Voraussetzung dafür, dass rechtzeitig eine angemessene Pflege bereitgestellt wird, um das Sturzrisiko zu verringern *(Riis et al., 2020)*.

Der 30-Sekunden-Stuhlstand-Test misst Ausdauer und Beinkraft. Für den Test werden eine Stoppuhr, ein Stuhl mit gerader Rückenlehne und ohne Armlehnen sowie ein 17-Zoll-Hochstuhl benötigt. Der Patient sitzt für den Test auf dem Stuhl und stellt seine Füße flach auf den Boden. Während der Untersuchung hält er beide Hände auf der gegenüberliegenden Schulter und verschränkt die Arme im Handgelenk. Der Patient steht auf und setzt sich so oft wie möglich innerhalb von 30 Sekunden wieder hin, ohne seine Hände zu benutzen, wenn der Tester "Go" sagt und die Stoppuhr startet *(Ries, & Carroll, 2022)*.

Während des Tests wird die Fähigkeit des Patienten zu stehen gezählt. Der Tester sollte die halbwegs stehende Position des Patienten als vollen Stand betrachten. Die Centers for Disease Control and Prevention (CDC) führen nach Alter und Geschlecht Werte auf, die unter dem Durchschnitt liegen. So kann ein Mann im Alter zwischen 60 und 64 Jahren in 30 Sekunden 14 Mal oder öfter aufstehen, während eine Frau 12 Mal aufstehen kann. Thomas Risk Assessment Tool (STRATIFY): wird meist zur Vorhersage von Sturzrisikofaktoren bei älteren Menschen verwendet *(Beauchamp, 2020)*.

Der 4-stufige Gleichgewichtstest misst das statische Gleichgewicht einer Person, indem sie aufgefordert wird, vier Stehpositionen einzunehmen, die zunehmend schwieriger zu halten sind. Die Person wird angewiesen, zehn Sekunden lang in der korrekten Position zu bleiben (gegebenenfalls mit Hilfe), bevor sie in die schwierigere Position übergeht. Wenn diese Positionen nicht gehalten werden können, zeigt dieser Test das Risiko eines Sturzes an. Der 4-stufige Gleichgewichtstest hilft dem Pflegepersonal, das statische Gleichgewicht eines Patienten zu bestimmen - die Fähigkeit, das Gleichgewicht im Stand zu halten *(Halvachizadeh et al., 2022)*.

Der Allen Cognitive Screen, auch bekannt als Lederschnürsenkel, ist ein kognitives Beurteilungsinstrument, das bei der Bestimmung des Sturzrisikos aufgrund von funktionellen kognitiven Problemen hilft. Der Allen Cognitive Screen, auch bekannt als Lederschnürsenkel, misst die Fähigkeit einer Person, global zu arbeiten, zu lernen und Informationen zu verarbeiten. Ein Set für den Allen Cognitive Screen enthält Schnürsenkel, eine große Nadel und ein Stück Leder mit bereits gestanzten Löchern. Der Patient sticht mit einer Nadel drei schwierigere Stiche durch die Löcher des Leders. Die Ergebnisse des Patienten werden von den Testern anhand der Allen Cognitive Levels, Modes of Performance und Level of Care bewertet *(Duc et al., 2022)*.

Der Dynamic Gait Index wird verwendet, um die acht Facetten des Gangs zu bewerten. Er bewertet jede der 8 Stufen als: (3) Normal, (2) Leichte Beeinträchtigung, (1) Mäßige Beeinträchtigung, (0) Schwere Beeinträchtigung. Gang auf ebener Fläche, Gang mit Geschwindigkeitsänderungen, horizontale Kopfdrehungen, vertikale Kopfdrehungen, Gang und Drehung, Schritt über Hindernisse, Schritt um Hindernisse herum und Treppe. Der Tinetti Performance Oriented Mobility Assessment (POMA) wurde entwickelt, um das Gleichgewicht und die Kraft des unteren und oberen Körpers zu messen. Die Durchführungszeit beträgt 10 bis 15 Minuten. *Mini Mental State Examination (MMSE)*, ist das beliebteste Screening-Instrument für kognitive Beeinträchtigungen und wird für die Messung der Orientierung, des unmittelbaren Gedächtnisses, des verbalen Kurzzeitgedächtnisses, der Berechnung, der Sprache und der Konstruktionsfähigkeit empfohlen *(Baker et al., 2022)*.

Darüber hinaus gibt es weitere Bewertungsinstrumente für ältere Erwachsene. Das Screening-Tool *Falls Risk for Older Adults in the Community (FROP-Com)* bewertet 13 Risikofaktoren für Stürze. Das Instrument kann helfen, das allgemeine Sturzrisiko einer Person zu bestimmen und die spezifischen Risikofaktoren zu ermitteln. Eine kürzere Version des FROP-Com, der FROP-Com-Screen, untersucht drei häufige Risikofaktoren für Stürze. Er ist für die Verwendung durch medizinisches Fachpersonal gedacht, ist immer noch ein gültiges und zuverlässiges Instrument, spart aber mehr Zeit und ist einfacher in der Anwendung, wird zur Identifizierung von sturzgefährdeten Personen und als Leitfaden für die Überweisung verwendet und kann sowohl von medizinischem Fachpersonal als auch von Hilfskräften durchgeführt werden *(Beck Jepsen et al., 2022)*.

Programme zur Sturzprävention in Gesundheitseinrichtungen haben zwei Komponenten. Die erste bezieht sich auf die Implementierung von "Instrumenten zur Vorhersage des Sturzrisikos" und die zweite auf Interventionsstrategien zur Sturzprävention. Primäre und sekundäre Sturzprävention, Krafttraining, Integration des Körperschemas, Automatisierung des Gangs und Anpassung an die Umgebung *(Montero-Odasso et al., 2021)*.

Die Förderung der Sicherheit und die Vorbeugung von Stürzen und Verletzungen, die Vorbeugung von Verletzungen und Stürzen bei geriatrischen Patienten umfasst mehrere Strategien, darunter die Durchführung umfassender Beurteilungen der Mobilität, der Kraft und des Gleichgewichts des Patienten, die Durchführung von Änderungen in der Umgebung zur Verringerung von Gefahren, wie die Beseitigung von Stolperfallen und die Verbesserung der Beleuchtung, die Bereitstellung von Hilfsmitteln zur Unterstützung der Mobilität, die Schulung von Patienten und Pflegepersonal über sichere Gehtechniken und die Förderung regelmäßiger Übungsprogramme zur Verbesserung von Kraft und Flexibilität *(Seppala et al., 2021)*.

Die Überprüfung und Anpassung von Medikamentenregimen zur Minimierung von Nebenwirkungen, die das Sturzrisiko erhöhen könnten, sowie regelmäßige Augen- und Höruntersuchungen sollten in Betracht gezogen werden, um eventuelle sensorische Beeinträchtigungen, die zu Stürzen beitragen können, zu behandeln. Die Identifizierung von Faktoren, die das Sturzrisiko erhöhen, hilft bei der Festlegung der notwendigen Maßnahmen für den Patienten. Zu den Risikofaktoren gehören das Alter, das Vorliegen einer Krankheit, sensorische und motorische Defizite, die Einnahme von Medikamenten und die unangemessene Verwendung von Mobilitätshilfen. Beurteilen Sie das Umfeld des Patienten auf Faktoren, die mit einem erhöhten Sturzrisiko verbunden sind *(Dautzenberg et al., 2021)*.

Ein Patient, der mit der Platzierung von Möbeln in einem Bereich nicht vertraut ist oder dessen Wohnung unzureichend beleuchtet ist, erhöht das Risiko von Stürzen. Überwachen Sie den Bewusstseinszustand (LOC) und den neurologischen Status des Patienten bei der Aufnahme. Beurteilen Sie den mentalen Status und die funktionellen Fähigkeiten des Betreuers oder anderer wichtiger Personen vor dem Sturz. Bitten Sie den Patienten, eine dreistufige Aufgabe auszuführen. Zum Beispiel: "Legen Sie die rechte Hand auf die Brust, winken Sie mit der linken Hand, und heben Sie dann die Augenbrauen" *(Denfeld et al., 2022).*

Als Bestandteil der Mini-Mental Status Examination liefert das Assessment Tool eine Grundlage für die nachfolgende Bewertung der Verwirrtheit eines Patienten. Eine dreistufige Aufgabe ist komplex und ein grober Indikator für die Gehirnfunktion. Da sie Aufmerksamkeit erfordert, kann sie auch auf ein Delirium testen. Verwenden Sie die Verwirrtheitsbewertungsmethode (CAM), um das Vorhandensein oder Nichtvorhandensein von Delirium/Verwirrung festzustellen.

Delirium ist ein ernstes Problem für ältere Menschen im Krankenhaus und wird in der Regel nicht erkannt *(van der Velde et al., 2022).*

Testen Sie das Kurzzeitgedächtnis, indem Sie dem Patienten zeigen, wie er das Licht benutzt. Lassen Sie den Patienten die Demonstration erwidern und warten Sie dann mindestens 5 Minuten, bevor Sie den Patienten die Benutzung des Lichts erneut demonstrieren lassen. Halten Sie die Handlungen des Patienten in Form von Verhaltensweisen fest. Beschreiben Sie das "verwirrte Verhalten". Die Unfähigkeit, Informationen länger als 5 Minuten zu behalten, deutet auf ein schlechtes Kurzzeitgedächtnis hin *(Seppala et al., 2021).*

Beobachten Sie die Schmerzen des Patienten anhand einer Bewertungsskala von 0-10. Wenn die Schmerzskala nicht möglich ist, achten Sie auf nonverbale Anzeichen wie Stirnrunzeln, Grimassen schneiden, schnelles Blinzeln, geballte Fäuste und Zappeln. Bitten Sie den Lebensgefährten oder die Pflegeperson um Hilfe bei der Identifizierung des Schmerzverhaltens. Akute Verwirrung kann ein Anzeichen für Schmerzen sein. Behandeln Sie den Patienten bei Bedarf gegen die Schmerzen und beobachten Sie sein Verhalten. Wenn die Schmerzen die Ursache für die Verwirrung sind, sollte sich das Verhalten des Patienten entsprechend ändern *(Thomas et al., 2019)*.

Prüfen Sie, ob eine Physio- und Ergotherapie erforderlich ist, um den Patienten bei der Gehtechnik zu unterstützen und ihm Hilfsmittel für den Transfer und die Fortbewegung zur Verfügung zu stellen. Leiten Sie bei Bedarf eine Bewertung der häuslichen Sicherheit ein. Die Verwendung von Sicherheitsgurten bietet eine sicherere Möglichkeit, den Patienten beim Transfer vom Bett zum Stuhl zu unterstützen. Hilfsmittel wie Rollstühle, Blindenstöcke und Gehhilfen ermöglichen dem Patienten Stabilität und Gleichgewicht beim Umlagern. Hohe Toilettensitze können den sicheren Transfer auf und von der Toilette erleichtern. Es sollten Aufklärungsprogramme entwickelt werden, um die ordnungsgemäße Verwendung von Hilfsmitteln für die Ambulanz durch gebrechliche ältere Menschen zu fördern *(Sherrington et al., 2020)*

Tertiärprävention: Egal, ob ältere Frauen zu Hause oder anderswo sind, ein plötzlicher Sturz kann erschreckend und beunruhigend sein. Bringen Sie der Frau bei, im Falle eines Sturzes so ruhig wie möglich zu bleiben und die folgenden Schritte zu unternehmen: Atmen Sie. Atmen Sie mehrmals tief durch und versuchen Sie, sich zu entspannen. Bleiben Sie für einige Augenblicke ruhig auf dem Boden liegen. Das wird Ihnen helfen, den Schock des Sturzes zu überwinden. Stellen Sie fest, ob Sie verletzt sind. Ein zu schnelles oder falsches Aufstehen kann eine Verletzung verschlimmern *(Vincenzo et al., 2022)*.

Weisen Sie sie auch an, zu einem stabilen Stuhl zu krabbeln. Wenn Sie ohne Hilfe sicher aufstehen können, rollen Sie sich auf die Seite. Ruhen Sie sich wieder aus, während sich Körper und Blutdruck anpassen. Stehen Sie langsam auf Händen und Knien auf und kriechen Sie zu einem stabilen Stuhl. Setzen Sie sich langsam auf den Stuhl. Legen Sie die Hände auf den Stuhlsitz und schieben Sie einen Fuß nach vorne, so dass er flach auf dem Boden steht. Halten Sie das andere Bein angewinkelt, so dass das Knie auf dem Boden liegt. Erheben Sie sich langsam aus der knienden Position und drehen Sie den Körper, um auf dem Stuhl zu sitzen *(Chandrasekaran et al., 2021)*.

Holen Sie außerdem Hilfe. Wenn Sie verletzt sind oder nicht selbst aufstehen können, bitten Sie jemanden um Hilfe. Wenn Sie allein sind, versuchen Sie, sich in eine bequeme Position zu bringen und auf Hilfe zu warten. Bereiten Sie sich auf einen Sturz vor, indem

Sie ein gut aufgeladenes Schnurlos- oder Mobiltelefon immer bei sich haben und für einen täglichen Kontakt mit einem Familienmitglied oder Freund sorgen. Notrufsysteme sind eine weitere Option: Mit diesen Systemen können Sie einen Knopf an einer speziellen Halskette oder einem Armband drücken, um Hilfe zu rufen. Einige Smartwatches verfügen ebenfalls über diese Funktion *(Liu-Ambrose et al., 2019)*.

Starke Knochen, um sturzbedingten Frakturen vorzubeugen: Gesunde Knochen verhindern nicht unbedingt einen Sturz, aber wenn Sie doch stürzen, können gesunde Knochen dazu beitragen, schwere Verletzungen zu vermeiden, wie z. B. einen Bruch der Hüfte oder anderer Knochen. Knochenbrüche und Frakturen können zu einem Krankenhaus- oder Pflegeheimaufenthalt, langfristiger Behinderung oder sogar zum Tod führen. Eine ausreichende Versorgung mit Kalzium und Vitamin D kann dazu beitragen, dass die Knochen stark bleiben. Das gilt auch, wenn Sie aktiv bleiben. Versuchen Sie, sich mindestens 150 Minuten pro Woche körperlich zu betätigen *(Taylor et al., 2019)*.

Andere Möglichkeiten, die Knochengesundheit zu erhalten, sind das Rauchen aufzugeben und den Alkoholkonsum zu vermeiden oder einzuschränken. Tabak- und Alkoholkonsum können die Knochenmasse verringern und das Risiko von Knochenbrüchen erhöhen. Versuchen Sie außerdem, ein gesundes Gewicht zu halten. Untergewicht erhöht das Risiko von Knochenschwund und Knochenbrüchen. Osteoporose ist eine Krankheit, die die Knochen schwächt und sie dünn und brüchig macht. Für Menschen mit Osteoporose kann selbst ein kleiner Sturz gefährlich sein. Sprechen Sie mit Ihrem Arzt über Osteoporose *(La Porta et al., 2022).*

CDC-Checkliste zum Auffinden und Beheben von Gefahren in Wohnungen. Klicken Sie zum Vergrößern. Die Pflegekraft muss möglicherweise die Umgebung der Wohnung, des Arbeitsplatzes oder der Gemeinde beurteilen. In der Wohnung können Unordnung, abgelegte Teppiche, unzureichendes Licht, kaputte oder unebene Stufen Stolperfallen darstellen. Schlechte Beleuchtung, eine ungewohnte Umgebung, nasse Böden oder Oberflächen, Unordnung, rutschige Böden und Hindernisse auf dem Boden erhöhen das Sturzrisiko für den Patienten. Arbeitsplätze, an denen Treppen erforderlich sind, können auch berufsbedingte Gefahren am Arbeitsplatz mit sich bringen. In der Gemeinde können unzureichende Straßenbeleuchtung oder ungeschützte Bäche und Mülldeponien ebenfalls zu Unfällen führen *(Chidume, 2021).*

Instrumente zur Bewertung des Sturzrisikos, Bewerten Sie das Sturzrisiko eines Patienten mit dem Fall Risk Assessment Tool (FRAT). Das Sturzrisiko-Bewertungstool (FRAT) ist ein 4-Punkte-Screening-Tool für die subakute und stationäre Pflege. Das FRAT besteht aus drei Teilen: Sturzrisikostatus, Risikofaktor-Checkliste und Aktionsplan. Teil 1: Sturzrisiko-Status. Der Sturzrisikostatus umfasst Daten über Stürze in der Vergangenheit, Medikamente sowie den psychologischen und kognitiven Status des Patienten *(Strini et al., 2021).*

Teil 2: Risikofaktor-Checkliste. Die Checkliste der Risikofaktoren umfasst Sehvermögen, Mobilität, Transfers, Verhaltensweisen, Aktivitäten des täglichen Lebens (ADLs), Umgebung, Ernährung, Kontinenz und andere .Teil 3: Aktionsplan. Ein Aktionsplan erfordert klinisches Urteilsvermögen und Fachwissen bei der Auswahl der wichtigsten Maßnahmen zum Schutz des Patienten vor Stürzen, einschließlich individueller Pflegepläne auf der Grundlage der tatsächlichen Risikofaktoren für Stürze und Verletzungen .Bewerten Sie das Sturzrisiko des Patienten anhand des Hendrich II Sturzrisikomodells (HIIFRM) *(Hendrich et al., 2020)*.

Das Hendrich II Sturzrisikomodell bestimmt das Sturzrisiko auf der Grundlage von Geschlecht, geistigem und emotionalem Status, Schwindelsymptomen und bekannten Kategorien von Medikamenten, die das Risiko erhöhen. Jedem Sturzrisikofaktor sind Risikopunkte zugeordnet, die auf den Ergebnissen der Studie basieren. Wenn der Patient bei einem Risikofaktor eine Punktzahl erreicht, wird die entsprechende Anzahl von Punkten zum Sturzrisiko des Patienten in dem Feld ganz rechts gezählt. Erreicht der Patient eine Punktzahl von fünf oder mehr, besteht für ihn ein hohes Sturzrisiko. Wenn der Patient nur vier Punkte oder weniger erreicht, besteht immer noch ein gewisses Sturzrisiko und die Pflegekraft sollte nach bestem Wissen und Gewissen alle Sturzrisikofaktoren im Rahmen eines ganzheitlichen Pflegeplans behandeln *(Arslan, & Tosun, 2022)*.

Sturzrisikostratifizierung: ein Standardansatz zur Bewertung des geschätzten Sturzrisikos einer Person, um je nach Risikograd eine angemessene detaillierte Bewertung und Intervention durchzuführen. Assessment: Prozess der Identifizierung und Messung der Risikofaktoren für Stürze in mehreren Bereichen unter Verwendung empfohlener Instrumente, falls verfügbar, um potenziell modifizierbare Bereiche für Interventionen aufzuzeigen. Kombiniert mit anderen Komponenten eines umfassenden geriatrischen Assessments (CGA) ermöglicht dies einen personenzentrierten Ansatz. Management und Interventionen: Beschreibung verschiedener Ansätze zur Sturzprävention, einschließlich empfohlener Behandlungen oder Maßnahmen, die das Sturzrisiko verringern können und als Einzelmaßnahmen oder in Kombinationen geeignet sein können *(Strini et al., 2021)*.

Die Bewertung verbindet die drei Phasen der anfänglichen Risikostratifizierung, der Bewertung und des Managements und fördert einen "personenzentrierten" Ansatz zur Entwicklung einer individuellen Intervention. Die Bewertung zielt darauf ab, den Mechanismus des Sturzes, die Folgen des Sturzes und die Identifizierung von Risikofaktoren, die zu einem Sturz beitragen können, zu untersuchen. Bei der Bewertung im Hinblick auf die Verringerung des Sturzrisikos müssen die Sturzhäufigkeit, die Merkmale und der Kontext, das Vorhandensein von Risikofaktoren, die physischen, kognitiven, psychologischen und sozialen Ressourcen sowie die Werte, Überzeugungen und Prioritäten des älteren Menschen berücksichtigt werden *(Chen et al., 2021)*.

Die Rolle der kommunalen Gesundheitspflege

Die Gemeindeschwestern spielen eine zentrale und entscheidende Rolle bei der Reduzierung von Stürzen bei älteren erwachsenen Frauen. Zu ihren Aufgaben gehören: eine umfassende Bewertung des Sturzrisikos älterer Menschen mit Hilfe standardisierter Instrumente zur Bewertung des Sturzrisikos, eine umfassende Bewertung des körperlichen, geistigen, sozialen und spirituellen Zustands älterer Menschen und die Ergreifung aller möglichen Maßnahmen für diejenigen, bei denen ein hohes Sturzrisiko besteht. Lassen Sie den Patienten außerdem an einem Programm mit regelmäßiger Bewegung und Gangtraining teilnehmen, Übungen zur Stärkung der Muskeln, zur Verbesserung des Gleichgewichts und zur Erhöhung der Knochendichte. Eine bessere körperliche Konditionierung verringert das Risiko von Stürzen und begrenzt die Verletzungen, die bei einem Sturz auftreten. Bewegungsprogramme an Land und im Wasser können sich in ähnlicher Weise positiv auf das Gleichgewicht und den Gang auswirken und so das Sturzrisiko verringern. Bewegung im Wasser kann sich positiv auf das Gleichgewicht und den Gang von Frauen ab 65 Jahren auswirken. Bewegung im Wasser könnte als alternative Bewegungsaktivität für ältere Menschen angesehen werden, insbesondere wenn Bewegung an Land aufgrund chronischer Erkrankungen des Bewegungsapparats eine Herausforderung darstellt *(Bhasin et al., 2020).*

Ermuntern Sie den Patienten zu einer Stuhl-Aufsteh-Übung oder einer Sitz-Steh-Übung. Die Chair Rise Exercise ist eine einfache Sitz-Steh-Übung, die die Muskeln in den Oberschenkeln und im Gesäß stärkt und die Mobilität und Unabhängigkeit verbessert. Ziel ist es, die Chair Rise-Übungen ohne Einsatz der Hände durchzuführen, wenn der Kunde stärker wird. Erklären Sie die Einnahme von Vitamin-D-Präparaten. Vitamin D trägt zur Aufrechterhaltung des Gleichgewichts und des Vortriebs bei und verbessert die exekutiven Funktionen und die Navigationsfähigkeiten älterer Menschen. Eine Vitamin-D-Supplementierung bestimmt die Gangleistung und verhindert das Auftreten von Stürzen und deren Komplikationen bei älteren Erwachsenen *(Dautzenberg et al., 2021)*.

Die Rolle des Pflegepersonals bei der Sturzprävention ist anerkannt, und der Erfolg bei der Umsetzung von Präventionsprogrammen wird weitgehend ihnen zugeschrieben. Krankenschwestern und -pfleger gelten als Schlüsselfiguren bei der Sensibilisierung für die Patientensicherheit in jeder Gesundheitseinrichtung. Stürze sind auf mehrere Faktoren zurückzuführen, und ein ganzheitlicher Ansatz für den Einzelnen und die Umgebung ist wichtig. Nehmen wir an, eine Person wird nach dem Screening als sturzgefährdet eingestuft. In diesem Fall sollte eine Gemeindeschwester eine Sturzrisikobewertung durchführen, um eine genauere Analyse des Sturzrisikos der Person zu erhalten. Für eine Sturzrisikobewertung muss ein validiertes Instrument verwendet werden, das sich bei Untersuchungen als nützlich erwiesen hat, um die Ursachen von Stürzen bei einer Person zu benennen. Wenn sich der

Gesundheitszustand und die Lebensumstände einer Person ändern, ist eine Neubewertung erforderlich *(Dahlke et al., 2019).*

Beurteilen Sie die Umstände, die mit einem erhöhten Sturzrisiko verbunden sind, bei der Aufnahme, nach jeder Veränderung des körperlichen Zustands oder des kognitiven Status des Patienten, jedes Mal, wenn ein Sturz passiert, systematisch während eines Krankenhausaufenthalts oder zu bestimmten Zeiten in Langzeitpflegeeinrichtungen: Der Grad des Sturzrisikos kann anhand der Bewertung von intrinsischen und extrinsischen Faktoren bestimmt werden. Es können auch Standardbewertungsinstrumente verwendet werden (siehe unten). Die Pflegekraft sollte diese Faktoren bei der Planung der Pflege für Patienten mit Sturzrisiko berücksichtigen *(Duhn et al., 2020).*

Beurteilen Sie die Vorgeschichte von Stürzen. Bei Personen, die in den letzten sechs Monaten einen oder mehrere Stürze erlitten haben, ist die Wahrscheinlichkeit eines erneuten Sturzes größer. Die ältere Bevölkerung hat ein erhöhtes Risiko für sturzbedingte Wiedereinweisungen. Dies geht aus einer Studie hervor, in der die Faktoren ermittelt wurden, die für eine Wiederholung von Stürzen verantwortlich sind *(Esechie et al., 2019).*

Beurteilen Sie Veränderungen des mentalen Status. Personen mit beeinträchtigtem Bewusstsein und Desorientierung wissen möglicherweise nicht, wo sie sich befinden oder was sie tun müssen, um sich selbst zu helfen, und können von einem Ort zum anderen wandern, was ihre Sicherheit gefährden kann. Außerdem erhöhen

Verwirrung und ein eingeschränktes Urteilsvermögen das Sturzrisiko des Patienten .Beurteilen Sie altersbedingte körperliche Veränderungen. Die Fähigkeit von Menschen, sich vor Stürzen zu schützen, wird durch Faktoren wie Alter und Entwicklung beeinflusst. Ältere Menschen mit schwachen Muskeln stürzen eher als solche, die ihre Muskelkraft, Flexibilität und Ausdauer beibehalten. Dazu gehören eine verminderte Sehfunktion, eine beeinträchtigte Farbwahrnehmung, eine Veränderung des Schwerpunkts, ein unsicherer Gang, eine verminderte Muskelkraft, eine verminderte Ausdauer, eine veränderte Tiefenwahrnehmung und verzögerte Reaktionszeiten *(Lohse et al., 2021)* .

Bei älteren Erwachsenen mit altersbedingter Makuladegeneration war eine zunehmende Sehbehinderung besonders mit einer erhöhten Inzidenz von Stürzen und anderen Verletzungen verbunden. Eine geringere Kontrastempfindlichkeit war sowohl mit einer erhöhten Sturzrate als auch mit anderen Verletzungen verbunden, während eine geringere Sehschärfe nur mit einer erhöhten Sturzrate verbunden war .Untersuchen Sie den Patienten auf sensorische Defizite. Die sensorische Wahrnehmung von Umweltreizen ist von entscheidender Bedeutung für die Sicherheit. Seh- und Hörstörungen schränken die Fähigkeit des Patienten ein, Gefahren in der Umgebung wahrzunehmen. Es wurde festgestellt, dass ältere Menschen, die in Wohnungen mit schwach beleuchteten Küchen und unübersichtlichen Eingängen oder Hinterhöfen lebten, ein deutlich höheres Risiko für Stürze hatten *)Cruz et al., 2020)*.

Beurteilen Sie das Gleichgewicht und den Gang des Patienten. Ältere Erwachsene, die ein schlechtes Gleichgewicht oder Schwierigkeiten beim Gehen haben, stürzen eher. Dies kann mit Bewegungsmangel oder einer neurologischen Ursache, Arthritis oder anderen medizinischen Erkrankungen und Behandlungen zusammenhängen. Ein wichtiger Risikofaktor, der in einer Studie hervorgehoben wurde, ist, dass Erwachsene mit rheumatoider Arthritis ein hohes Risiko für Stürze haben. Dazu gehören geschwollene und empfindliche Gelenke der unteren Extremitäten, Müdigkeit und die Einnahme von Psychopharmaka (*O'Connor et al., 2022*).

Bewerten Sie die Verwendung von Mobilitätshilfen. Die unsachgemäße Verwendung, falsche Auswahl und Wartung von Mobilitätshilfen wie Stöcken, Gehhilfen und Rollstühlen kann den Energieverbrauch, den unsicheren Gang, die Überlastung und die Gelenkschäden erhöhen und letztlich das Sturzrisiko des Patienten steigern. Ältere Erwachsene, die gebrechlich sind und keine ambulanten Hilfsmittel benutzen, stürzen bei ihren Aktivitäten des täglichen Lebens häufiger *(Cruz et al., 2020)*.

Achten Sie auf krankheitsbedingte Symptome .Bei Menschen mit Symptomen wie orthostatischer Hypotonie, verminderter Hirndurchblutung, gestörter Urinausscheidung, Ödemen, Schwindel, Schwäche, Müdigkeit und Verwirrung wurde eine erhöhte Sturzhäufigkeit nachgewiesen. Bei Patienten mit bestimmten Diagnosen traten mehr Stürze auf als bei anderen. Patienten mit einem Schlaganfall stürzten beispielsweise häufiger als andere Patienten, wodurch sich der Aufenthalt im Krankenhaus verlängerte und die medizinischen Kosten während der physischen Rehabilitation stiegen. Patienten mit orthostatischer Hypotonie, deren Blutdruck beim häufigen Stehen abfällt, erleben Schwindel oder Benommenheit, die zu Stürzen führen können *(Lemoyne et al., 2019)*.

Überprüfen Sie die Medikation des Patienten .Zu den Risikofaktoren für Stürze gehört auch die Einnahme von Medikamenten wie Blutdrucksenkern, ACE-Hemmern, Diuretika, trizyklischen Antidepressiva, Alkohol, Angstlösern, Opiaten und Hypnotika oder Beruhigungsmitteln. Ältere Erwachsene nehmen in der Regel verschiedene Medikamente für mehrere chronische Erkrankungen ein. Eine Studie über den Zusammenhang zwischen Medikamenteneinnahme und Stürzen hat ergeben, dass ältere Menschen, die Medikamente einnehmen, ein erhöhtes Risiko für Stürze haben. Medikamente, die den Blutdruck und die Bewusstseinslage beeinflussen, sind mit dem höchsten Sturzrisiko verbunden *(Schoene et al., 2019)*.

Prüfen Sie auf unsichere Kleidung .Schlecht sitzende oder zu enge Kleidung und Schuhe können die Bewegungsfreiheit der Person einschränken und das Sturzrisiko erhöhen .Beurteilen Sie die Umgebung des Patienten. Es ist wahrscheinlicher, dass eine Person stürzt, wenn die Umgebung ungewohnt ist, wie z.B. die Anordnung von Möbeln und Geräten in einem bestimmten Bereich. Umweltbedingte Gefahren tragen bei älteren gesunden Menschen in größerem Maße zu Stürzen bei als bei älteren gebrechlichen

Menschen, da sie vermehrt Sturzgefahren ausgesetzt sind und der Anteil solcher Stürze außerhalb der Wohnung zunimmt *(Izquierdo et al., 2021)*.

Die Pflegekraft Entwerfen Sie einen individuellen Pflegeplan zur Sturzprävention. Stellen Sie einen Pflegeplan auf, der auf die individuellen Bedürfnisse des Patienten abgestimmt ist. Die Planung eines individuellen Programms zur Sturzprophylaxe ist für die Pflege in jedem Gesundheitsbereich unerlässlich und erfordert einen vielschichtigen Ansatz. Vermeiden Sie es, sich zu sehr auf universelle Sturzpräventionsmaßnahmen zu verlassen, da jeder Mensch andere Bedürfnisse hat. Universelle Sturzvorkehrungen werden für alle Patienten festgelegt, um das Sturzrisiko zu verringern. Standardstrategien tragen im Allgemeinen dazu bei, ein sicheres Umfeld zu schaffen, das unfallbedingte Stürze reduziert und die wichtigsten Präventionsmaßnahmen für alle Patienten festlegt *(Lapumnuaypol et al., 2019)*.

Stellen Sie Schilder oder sichere Armbänder für sturzgefährdete Patienten zur Verfügung, um das Pflegepersonal daran zu erinnern, Vorsichtsmaßnahmen zu ergreifen. Schilder sind für sturzgefährdete Patienten unerlässlich. Gesundheitsdienstleister müssen erkennen, wer die Krankheit hat und für die Durchführung von Maßnahmen zur Förderung der Patientensicherheit und Sturzprävention verantwortlich ist. Verwenden Sie bei der Pflege, Behandlung und Erbringung von Dienstleistungen zwei Patientenidentifikatoren .Stellen Sie Gegenstände, die der Patient benutzt, in Reichweite auf, wie z.B. Licht, Urinal, Wasser und Telefon .Gegenstände, die zu weit entfernt sind, können dazu führen, dass der Patient unnötigerweise die Hände ausstrecken oder umhergehen muss, was eine Gefahr darstellen oder zu Stürzen beitragen kann (*Zhang et al., 2019*).

Informieren Sie den Patienten auch über die Vorteile des Tragens von Brillen und Hörgeräten. Ermutigen Sie ihn, sein Seh- und Hörvermögen regelmäßig überprüfen zu lassen . Die Gefahr kann verringert werden, wenn der Patient geeignete Hilfsmittel benutzt, um die visuelle und auditive Orientierung in der Umgebung zu fördern. Sehbehinderungen können Stürze stark begünstigen Versorgen Sie . Risikopatienten mit einem Hüftpolster .Hüftpolster können, wenn sie richtig getragen werden, bei einem Sturz einen Hüftbruch verhindern . Stellen Sie die Betten in die niedrigstmögliche Position. Stellen Sie die Liegefläche des Patienten bei Bedarf so nah wie möglich an den Boden *(Zak et al., 2022)*.

Außerdem verringert sich das Risiko von Stürzen und schweren Verletzungen, wenn die Betten näher am Boden stehen. Wenn Sie die Matratze auf den Boden legen, verringert sich das Sturzrisiko in einigen Pflegeeinrichtungen erheblich. Niedrige Betten sind so konzipiert, dass sie die Sturzdistanz eines Patienten nach dem Verlassen des Bettes verringern. Diese Betten verhindern zwar keinen Sturz, aber sie verringern die Sturzdistanz und damit das Trauma und die Verletzungsgefahr .Vermeiden Sie bei großen Patienten, das Bett immer in einer niedrigen Position zu halten .Patienten, die groß sind und eine schwache Beinmuskulatur haben und versuchen, sich aus dem Stand auf das Bett zu setzen, werden wahrscheinlich auf das Bett fallen, weil es zu niedrig ist, um sich sicher abzusenken *(Albasha et al., 2023)*.

Wenn der Patient versucht, ohne Hilfe aus einem niedrigen Bett aufzustehen, wird er wahrscheinlich wieder auf das Bett fallen oder das Bett verfehlen und auf den Boden fallen Legen Sie .eine rutschfeste Bodenmatte neben das Bett. Bodenmatten können als Kissen dienen, die die Auswirkungen eines möglichen Sturzes verringern helfen .Ermuntern Sie den Patienten, beim Gehen Schuhe oder Pantoffeln mit rutschfesten Sohlen anzuziehen. Mit zunehmendem Alter wird der Gang langsamer und die Schritte werden kürzer. Das Schuhwerk beeinflusst das Gleichgewicht und das daraus resultierende Risiko, auszurutschen, zu stolpern und zu stürzen, indem es die somatosensorische Rückmeldung an Fuß und Knöchel verändert und die Reibungsbedingungen an der Schnittstelle zwischen Schuh und Boden modifiziert *(Valieiny et al., 2022)*.

Rutschfestes Schuhwerk bietet dem Patienten mit vermindertem Fuß- und Zehenauftrieb beim Gehen sicheren Halt. Schuhe mit niedrigen Absätzen und einer großen Aufstandsfläche können älteren Menschen helfen, das Risiko eines Sturzes bei alltäglichen Aktivitäten und in bestimmten Situationen zu verringern. Vermeiden Sie bei Patienten mit schlurfendem Gang oder Fußsenkung die Verwendung von rutschfesten Socken. Bei Patienten mit schlurfendem Gang erhöht sich das Sturzrisiko drastisch. Um das Sturzrisiko zu verringern, sollten die Schuhe einen kleinen oder gar keinen Absatz haben, dünne Sohlen mit rutschfestem Profil aufweisen und die Knöchel stützen *(Dourado Júnior et al., 2022)* .

Der Patient trägt das richtige Schuhwerk .Raten Sie dem Patienten, rutschfeste Socken zu tragen, damit die Füße beim Stehen nicht ausrutschen. Ermutigen Sie den Patienten jedoch, beim Gehen geeignete, gut sitzende Schuhe und keine rutschfesten Socken zu tragen .Verbessern Sie die häusliche Unterstützung .Viele gemeinnützige Organisationen bieten finanzielle Unterstützung an, um älteren Erwachsenen ein sicheres Umfeld in ihrem Zuhause zu schaffen. Machen Sie den Patienten mit der Einrichtung des Zimmers vertraut. Raten Sie davon ab, die Möbel im Zimmer umzustellen. Die Wahrscheinlichkeit eines Sturzes ist größer, wenn die Umgebung nicht vertraut ist, z. B. die Anordnung der Möbel und Geräte in einem bestimmten Bereich. Der Patient muss sich an die Einrichtung des Zimmers gewöhnen, um nicht über Möbel oder große Gegenstände zu stolpern *(de Oliveira et al., 2019)*.

Bringen Sie den Patienten bei, wie sie sich zu Hause sicher bewegen können, einschließlich der Verwendung von Sicherheitsmaßnahmen wie Handläufen im Badezimmer. Dies trägt dazu bei, Ängste zu Hause abzubauen und das Risiko von Stürzen bei der Fortbewegung zu Hause zu verringern. Erhöhte Toilettensitze können den sicheren Transfer auf und von der Toilette erleichtern. Verwenden Sie schwere Möbel, die nicht umkippen, wenn sie beim Umhergehen als Stütze dienen. Sorgen Sie dafür, dass der primäre

Weg frei und so gerade wie möglich ist. Vermeiden Sie Unordnung auf dem Boden. Patienten, die Schwierigkeiten mit dem Gleichgewicht haben, sind nicht in der Lage, um bestimmte Gegenstände herumzugehen, die einen geraden Weg behindern. Das Erkennen und Beseitigen potenzieller Gefahren und das Anbringen von Hilfsmitteln sind wirksame Ansätze zur Sturzprävention, die die häusliche Umgebung für ältere Erwachsene sicherer machen *(Ojo, & Thiamwong, 2022)*.

Sicherheitsexperten und Konstrukteure können mit Gesundheitsdienstleistern, Pflegekräften und älteren Menschen zusammenarbeiten, um die häusliche Umgebung zu verbessern. Stellen Sie dem Patienten einen Stuhl mit einem festen Sitz und Armlehnen auf beiden Seiten zur Verfügung. Ziehen Sie gegebenenfalls feststellbare Räder in Betracht. Stühle mit festem Sitz und Armlehnen erleichtern das Aufstehen, insbesondere für Patienten, die an Schwäche und Gleichgewichtsstörungen leiden. Sorgen Sie für eine angemessene Raumbeleuchtung, insbesondere nachts. Patienten, insbesondere ältere Erwachsene, haben ein eingeschränktes Sehvermögen. Die Beleuchtung einer ungewohnten Umgebung hilft, die Sicht zu verbessern, wenn der Patient nachts aufstehen muss. In einer Studie berichteten Heime mit angemessener Beleuchtung von weniger Stürzen *(Lamb et al., 2020)*.

Die Verbesserung der Beleuchtung zu Hause kann die Sturzrate bei älteren Erwachsenen verringern. Stellen Sie dem Patienten Hilfsmittel für den Transfer und die Fortbewegung zur Verfügung.

Die Verwendung von Sicherheitsgurten durch alle Pflegekräfte kann die Sicherheit erhöhen, wenn sie Patienten beim Transfer vom Bett in den Stuhl helfen. Hilfsmittel wie Blindenstöcke, Gehhilfen und Rollstühle können die Stabilität und das Gleichgewicht des Patienten beim Umhergehen verbessern. Ziehen Sie Physio- und Ergotherapiesitzungen in Betracht, um die Gangtechniken zu verbessern. Machen Sie sich bewusst, dass die Wahrscheinlichkeit eines Sturzes größer ist, wenn der Patient beim Gehen eine andere Aufgabe erledigt, z. B. eine Tasse Wasser, Kleidung oder Vorräte hält. Die Patienten sollten es vermeiden, verschiedene Gegenstände zu tragen, die ein höheres Risiko für spätere Stürze darstellen könnten *(Ba et al., 2022)*. Schränken Sie also die Verwendung von Rollstühlen so weit wie möglich ein, denn sie können als Rückhaltevorrichtung dienen. Die meisten Menschen in Rollstühlen bewegen sich nicht. Rollstühle dienen leider als Fesseln. Wenn der Patient erneut verwirrt ist (Delirium), sorgen Sie für Realitätssinn im Umgang mit ihm. Bitten Sie die Familie, vertraute Gegenstände, Uhren von zu Hause mitzubringen, um die Orientierung aufrechtzuerhalten. Die Realitätsorientierung kann dazu beitragen, die Verwirrung zu verhindern oder zu verringern, die bei Patienten mit Delirium das Risiko eines Sturzes erhöht *(Schoberer et al., 2022)*.

Es ist auch hilfreich, die Familie zu bitten, bei dem Patienten zu bleiben. Dadurch wird verhindert, dass der Patient versehentlich stürzt oder Schläuche herauszieht. Erwägen Sie den Einsatz von Betreuern für Patienten mit eingeschränkter Fähigkeit, Anweisungen zu befolgen. Sie können eine sichere, geschützte und geschützte

Umgebung gewährleisten. Überweisen Sie Patienten mit muskuloskelettalen Problemen zu einer diagnostischen Untersuchung. Patienten mit Muskel-Skelett-Problemen wie Osteoporose haben ein erhöhtes Risiko, sich bei Stürzen schwer zu verletzen. Muskuloskelettale Schmerzen, explizit allgemeine Schmerzen, sind ein grundlegender Risikofaktor für Stürze bei älteren Frauen mit Behinderungen *(van Loon et al., 2019)*.

Das Risiko für wiederholte Stürze und selbstberichtete sturzbedingte Frakturen war bei Frauen mit muskuloskelettalen Schmerzen ebenfalls erhöht, und zwar fast ausnahmslos bei Frauen mit allgemeinen Schmerzen. Eine Untersuchung der Knochenmineraldichte kann helfen, das Risiko für sturzbedingte Frakturen zu ermitteln. Eine physiotherapeutische Untersuchung kann Probleme mit dem Gleichgewicht und dem Gang erkennen, die das Sturzrisiko einer Person erhöhen können. Arbeiten Sie mit anderen Mitgliedern des Gesundheitsteams zusammen, um die Medikamente der Patienten zu beurteilen und zu bewerten, die zu Stürzen beitragen. Untersuchen Sie die Spitzenwirkung von verschriebenen Medikamenten, die das Bewusstsein beeinflussen *(Carrasco et al., 2020)*.

Eine Überprüfung der Medikamente des Patienten durch den verschreibenden Arzt und den Apotheker kann Neben- und Wechselwirkungen identifizieren, die das Sturzrisiko des Patienten erhöhen. Je mehr Medikamente ein Patient einnimmt, desto größer ist das Risiko für Nebenwirkungen und Wechselwirkungen wie

Schwindel, orthostatische Hypotonie, Schläfrigkeit und Inkontinenz. Die Polypharmazie bei älteren Erwachsenen ist ein erheblicher Risikofaktor für Stürze. Sturzrisikoerhöhende Medikamente (FRID) beziehen sich auf die Medikamente, von denen bekannt ist, dass sie mit einem erhöhten Sturzrisiko verbunden sind. Dazu gehören unter anderem Antihypertensiva, Antipsychotika, Narkotika, Sedativa und Anticholinergika. Jüngste Studien haben beispielsweise gezeigt, dass die langfristige Einnahme von Protonenpumpenhemmern (PPIs) das Sturzrisiko erhöht *(Lapumnuaypol et al., 2019)*.

KAPITEL 4: THEMEN UND METHODEN

KAPITEL IV

SUBJEKTE UND METHODEN

Der Gegenstand und die Methoden der aktuellen Studie wurden nach den folgenden vier Hauptdesigns konzipiert:

I. Technischer Entwurf
II. Operativer Entwurf
III. Administrative Gestaltung
IV. Statistischer Entwurf

I. Technischer Entwurf

Dazu gehörten das Forschungsdesign, das Studienumfeld, das Thema und die Instrumente der Datenerhebung.

Ziel der Studie:

Ziel der Studie war es, das Wissen und die Praxis der Krankenschwestern zur Reduzierung von Stürzen bei älteren erwachsenen Frauen zu bewerten.

Forschungsdesign

Für die Durchführung dieser Studie wurde ein deskriptives, exploratives Design verwendet.

Studie Einstellungen

Die Studie wurde in der Ambulanz des Universitätskrankenhauses Beni-Suef durchgeführt, die 36 Kliniken umfasste.

Thema:
Beispiel:

Es handelt sich um eine deskriptive Querschnittsstichprobe, die aus 100 Krankenschwestern und -pflegern (männlich und weiblich) besteht, die Patienten im Rahmen der direkten Patientenversorgung betreuen. Die Probanden wurden nach den folgenden Kriterien ausgewählt.

Einschlusskriterien:

Das Alter lag zwischen 21 und 45 Jahren, die Mindestanzahl der Jahre an Berufserfahrung betrug mindestens 3 Jahre. Das Bildungsniveau variierte zwischen Diplom, technischer Krankenpflegeschule und Bachelor-Abschluss.

Instrumente der Datenerhebung:

In dieser Studie wurden vier Instrumente verwendet, die wie folgt klassifiziert wurden:

1st Werkzeug: Selbstverwalteter Fragebogen:

Der Fragebogen wurde vom Forscher entworfen, nachdem er die einschlägige Literatur durchgesehen hatte, um die erforderlichen Daten zu sammeln. Er wurde in einfacher arabischer Sprache verfasst und besteht aus sieben Teilen.

Teil I: Persönliche Merkmale der Krankenschwestern wie Alter, Geschlecht, Bildungsstand, Berufserfahrung und Ausbildung.

Teil II: Wissensbewertungsbogen: Er wurde vom Untersucher nach Durchsicht der einschlägigen Literatur entwickelt **(Ha et al., 2021)**: Er enthielt 22 Fragen wie die Definition von Stürzen, das zugelassene Instrument zur Bewertung des Sturzrisikos, die Messrate, die Risiken und die Prävention von Stürzen, das Sturzrisiko, Medikamente im Zusammenhang mit Stürzen und die schädlichen Auswirkungen und Komplikationen, die sich aus Stürzen für ältere Menschen ergeben... usw.

Punktesystem:

Die Gesamtpunktzahl der 22 Fragen betrug 22 Grad, was 100% entspricht. Jeder Frage wurde eine Punktzahl entsprechend dem Wissen der Krankenschwestern zugewiesen, wobei die richtige Antwort mit 1 und die falsche Antwort mit 0 bewertet wurde. Das Wissen der Krankenschwestern wurde mit einer Musterantwort überprüft und dementsprechend wurde das Wissen der Krankenschwestern in gut, durchschnittlich und schlecht kategorisiert. Diese Werte wurden addiert und in einen prozentualen Wert umgerechnet. Dieser wurde in 3 Kategorien eingeteilt:

- **Gute** Kenntnisse, wenn die Gesamtpunktzahl 75% oder mehr beträgt ($\geq 12{,}75$ Punkte)

- **Gute** Kenntnisse, wenn die Gesamtpunktzahl zwischen 50 und 75% liegt ($8{,}5\text{-}<12{,}75$ Punkte)

- **Schlechte** Kenntnisse, wenn die Gesamtpunktzahl $<50\%$ ($<8{,}5$ Punkte) beträgt.

Teil III: Checkliste für die Praxis des Pflegepersonals: Sie wurde von **(Ha et al., 2021** und **Subramanian et al., 2020)** übernommen: Sie umfasste drei Bereiche: Screening des Sturzrisikos für ältere Menschen (5 Punkte), umfassende Bewertung des Sturzrisikos (28 Punkte) und die Bewertung des Sturzrisikos umfasst auch eine Bewertung der Medikamente, die das Sturzrisiko und die Mobilität/das Gleichgewicht beeinflussen (12 Punkte).

Punktesystem:

Die Gesamtpunktzahl der 45 Schritte betrug 45 Grad, was 100 % entspricht. Jeder Schritt wurde als erledigt (1 Punkt) und nicht erledigt (0 Punkte) bewertet. Diese Punkte wurden addiert und in einen prozentualen Wert umgerechnet. Sie wurde in 2 Kategorien eingeteilt:

- **Kompetent**, wenn Gesamtpunktzahl 80% oder mehr
- **Inkompetent**, wenn Gesamtpunktzahl von < 80%

Teil IV: Die Verwendung weiterer Instrumente auf der Grundlage dieses Scores wird Maßnahmen zur Sturzprävention einleiten. Er wurde von **Subramanian et al. (2020)** adaptiert und umfasste sechs Items wie Sturzanamnese, Nebendiagnose, ambulante Hilfsmittel, Iv Line in Place, Gangart/Transfer und mentaler Status. Diese Werte wurden summiert und in einen prozentualen Wert umgerechnet. Er wurde in 3 Kategorien eingeteilt:

Risiko	Ergebnis
-0-24	Geringes Risiko
-25-45	Mäßiges Risiko
-Über 45	Hohes Risiko

Inhaltliche Gültigkeit:

- Gültigkeit: Sie wurde von einer Gruppe von Experten im Bereich Community Health Nursing (5) Professor festgestellt. Sie haben ihre Meinung zu Format, Layout, Konsistenz, Genauigkeit und Relevanz der Instrumente eingeholt.

Verlässlichkeit:

- Reliabilitätsanalyse durch Messung der internen Konsistenz des Instruments mittels Cronbachs Alpha-Test.

Artikel	Cronbach alpha
Bewertungsbogen für Wissen	0.824 "gut"
Checkliste für die Praxis der Krankenschwestern	0.819 "gut"
Der Einsatz von mehr Hilfsmitteln auf der Grundlage dieses Scores wird Maßnahmen zur Sturzprävention einleiten	0.837 "gut"

II. Operativ konzipiert

Das operative Design für diese Studie bestand aus vier Phasen, nämlich der Vorbereitungsphase, ethischen Überlegungen, Pilotstudie und Feldarbeit.

Vorbereitungsphase

Diese Phase umfasste die Durchsicht aktueller und vergangener, lokaler und internationaler Fachliteratur und theoretisches Wissen über verschiedene Aspekte der Studie, wobei Bücher, Artikel, Zeitschriften und das Internet genutzt wurden, um das Instrumentarium für die

Datenerhebung zu modifizieren. Während dieser Phase besuchte der Forscher auch die ausgewählten Orte, um sich mit dem Personal und dem Studienumfeld vertraut zu machen. Die Entwicklung der Instrumente erfolgte unter der Anleitung von Supervisoren und unter Berücksichtigung von Expertenmeinungen.

Ethische Erwägungen

Die Forschungsgenehmigung wurde von der Ethikkommission der medizinischen Fakultät der Universität Beni-Suef eingeholt. Der Versuchsleiter klärte die an der Studie teilnehmenden Krankenschwestern vor Beginn der Studie über die Ziele und den Zweck der Studie auf. Die Krankenschwestern wurden mündlich um ihre Zustimmung gebeten, bevor sie an der Studie teilnahmen; es wurde ihnen eine klare und einfache Erklärung gegeben, die ihrem Verständnis entsprach. Sie versicherten, dass alle gesammelten Daten vertraulich behandelt und nur für Forschungszwecke verwendet würden. Der Versuchsleiter versicherte, dass die Anonymität und die Vertraulichkeit der Daten der an der Studie teilnehmenden Personen gewahrt bleiben. Die Krankenschwestern wurden darüber informiert, dass sie sich für oder gegen die Teilnahme an der Studie entscheiden können und das Recht haben, jederzeit aus der Studie auszusteigen.

Pilotstudie

Die Pilotstudie wurde an 10 % der Krankenschwestern durchgeführt, um die Anwendbarkeit der konstruierten Instrumente und die Klarheit der Fragen zu testen. Die Pilotstudie diente auch dazu, die Zeit abzuschätzen, die jede Testperson für das Ausfüllen des Fragebogens benötigt. Nach den Ergebnissen der Pilotstudie wurden keine Korrekturen und Auslassungen von Items vorgenommen, so dass die Patienten in die Stichprobe der Studie aufgenommen wurden.

Feldarbeit

Die Daten wurden über sechs Monate gesammelt, von Anfang März 2022 bis Ende September 2022. Die Prüfärztin traf sich zunächst mit den Krankenschwestern in den zuvor genannten Einrichtungen und erklärte ihnen den Zweck der Studie, nachdem sie sich vorgestellt hatte. Die Prüferin wählte die Krankenschwestern anhand der zuvor genannten Ein- und Ausschlusskriterien aus. Nachdem die Krankenschwestern ihr Einverständnis zur Teilnahme an der Studie gegeben hatten, wurden Einzelinterviews geführt. Die Prüfärztin besuchte das Studienzentrum an 2 Tagen pro Woche (Sonntag und Mittwoch) zwischen 9 und 14 Uhr. Der Fragebogen wurde von den Krankenschwestern ausgefüllt, was 15-30 Minuten dauerte. Das Ziel und der Ablauf der Studie wurden den untersuchten Krankenschwestern erklärt und mit Hilfe der zuvor erwähnten Instrumente erhoben.

III . Administrative Gestaltung

Eine offizielle Erlaubnis wurde durch die Vorlage eines formellen Schreibens des Dekans der Fakultät für Krankenpflege der Beni-Suef Universität an den Direktor des Krankenhauses eingeholt. nach einer kurzen Erläuterung des Zwecks der Studie und der erwarteten Ergebnisse die notwendigen Daten für die aktuelle Studie zu sammeln. Nutzung der richtigen Kommunikationskanäle von autorisiertem Personal

I V . Statistische Analyse

Die von der untersuchten Stichprobe erhobenen Daten wurden mit Hilfe eines Personal Computers (PC) überprüft, kodiert und eingegeben. Die computergestützte Dateneingabe und die statistische Analyse erfolgten mit dem Statistical Package for Social Sciences (SPSS) Version 22. Die Daten wurden mit Hilfe der deskriptiven Statistik in Form von Häufigkeiten, Prozentsätzen und mittlerer SD dargestellt. Chi-Quadrat, um die Beziehungen zwischen den Variablen und ihren Merkmalen zu bewerten. Ein Korrelationskoeffizient "Pearson-Korrelation" ist ein numerisches Maß für eine Art von Korrelation, d.h. eine statistische Beziehung zwischen zwei Variablen.

Die Bedeutung der Ergebnisse:

Hochsignifikant bei einem p-Wert $< 0{,}01$.

Statistisch signifikant wurde bei einem p-Wert $< 0{,}05$ betrachtet.

Nicht signifikant bei einem p-Wert $\geq 0{,}05$

KAPITEL 5: ERGEBNISSE

KAPITEL V

ERGEBNISSE
Die Ergebnisse werden in der folgenden Reihenfolge präsentiert:

Teil I: Soziodemografische Merkmale der untersuchten Krankenschwestern" **(Tabelle1) (Abbildung1)**

Teil II: Wissen des Pflegepersonals über Sturzprävention bei älteren Menschen während des Krankenhausaufenthalts **(Tabellen 2a:4) (Abbildung2)**

Teil III: Checkliste zu den Praktiken des Pflegepersonals **(Tabellen 5:9) (Abbildung3:4)**

Teil IV: Beziehung zwischen den untersuchten Variablen **(Tabellen 10:11)**

Teil V: Korrelation zwischen den untersuchten Variablen **(Tabelle 12)**

Teil I. Soziodemografische Merkmale der untersuchten Krankenschwestern

Tabelle (1): Anzahl und prozentuale Verteilung der untersuchten Krankenschwestern nach ihren soziodemografischen Merkmalen (n=100). 2022

Persönliche Informationen	N	%
Alter		

21< 30	36	36.0
30 < 45	48	48.0
≥45	16	16.0
$\bar{x}$ S.D 35,24± 1,02		
Geschlecht		
Männlich	23	23.0
Weiblich	77	77.0
Bildungsabschluss		
Bachelor-Abschluss in Krankenpflege	24	24.0
Institut für Krankenpflege	33	33.0
Diplom in Krankenpflege	43	43.0
Jahre der Erfahrung		
3 < 5	35	35.0
5 < 10	49	49.0
≥ 10	16	16.0
$\bar{x}$ S.D 7,94± 0,25		
Schulungen über Sturzprävention und -management		
Ja	43	43.0
Nein	57	57.0

Wie aus **Tabelle (1)** ersichtlich, wurde diese Studie an 100 Krankenschwestern durchgeführt. Was ihre soziodemografischen Merkmale betrifft, so ist fast die Hälfte von ihnen (48,0%) zwischen 30 und weniger als 45 Jahre alt, mit einem Durchschnittsalter von 35,24±1,02 Jahren. Darüber hinaus sind mehr als drei Viertel von ihnen (77,0%) weiblich. Außerdem hat weniger als die Hälfte von ihnen (43,0%) ein Diplom in Krankenpflege. Was ihre Berufserfahrung betrifft, so hat fast die Hälfte von ihnen (49,0%) zwischen 5 und weniger als 10 Jahren, mit einem Mittelwert von 7,94±0,25 Jahren. Außerdem hatte mehr als die Hälfte von ihnen (57,0%) keine Ausbildung.

Abbildung (3) zeigt, dass weniger als die Hälfte der untersuchten Krankenschwestern (43,0%) ein Diplom in Krankenpflege haben, etwa ein Drittel von ihnen (33%) ist an einem Pflegeinstitut, aber fast ein Viertel von ihnen (24%) hat einen Bachelor-Abschluss in Krankenpflege.

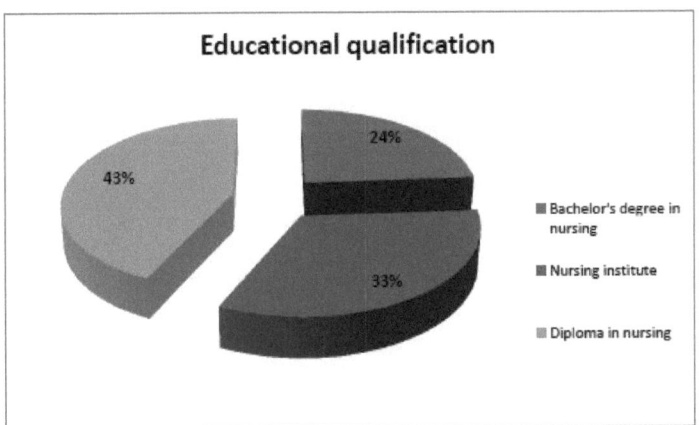

Abbildung (2): Prozentuale Verteilung der untersuchten Krankenschwestern nach ihrem Bildungsabschluss (n=100).

Teil II. Wissen des Pflegepersonals über Sturzprävention bei älteren Menschen während eines Krankenhausaufenthalts

Tabelle (2a): Anzahl und prozentuale Verteilung der untersuchten Krankenschwestern nach ihren Angaben, die das Wissen der Krankenschwester über Stürze bewerten (n=100). 2022

Artikel	N	%
Kurse oder Schulungen über die Möglichkeiten der Sturzprävention und -kontrolle		
Ja	62	62.0
Nein	38	38.0

Kennen Sie die Definition von Fall		
Ja	59	59.0
Nein	41	41.0
Sie kennen das zugelassene Instrument zur Bewertung des Sturzrisikos		
Ja	44	44.0
Nein	56	56.0
das bewährte Instrument zur Bewertung des Sturzrisikos n=44		
Morsen	26	59.1
Humpty Dumpty	18	40.9
Kennen Sie die Messrate, Risiken und Prävention von Stürzen		
Ja	40	40.0
Nein	60	60.0
die Messrate, Risiken und Prävention von Stürzen n=40		
0- 24 Geringes Risiko - Grundlegende Sicherheitsvorkehrungen in der Krankenpflege	19	47.5
25- 45 Moderate Gefahren - Standardschwerpunkt Sturzprävention	15	37.5
> 46 Hohes Risiko - Hochrisiko-Sturzpräventionsmaßnahmen	6	15.0

Tabelle (2a) veranschaulicht Wissen der untersuchten Krankenschwestern über Informationen, die das Wissen der Krankenschwester über Stürze bewerten. Sie zeigt, dass weniger als zwei Drittel von ihnen (62,0%, 60,0%) angeben, dass sie Kurse und Schulungen über die Möglichkeit der Vorbeugung von Stürzen erhalten haben bzw. die Messrate, die Risiken und die Vorbeugung von Stürzen nicht kennen, während nur mehr als ein Zehntel von ihnen (15,0%) angibt, dass die Messrate, die Risiken und die Vorbeugung von Stürzen mehr als 46 High Risk - High Risk Fall Prevention Interventions.

Tabelle (2b): Anzahl und prozentuale Verteilung der untersuchten Krankenschwestern nach ihren Angaben, die das Wissen der Krankenschwester über Stürze bewerten (n=100).

Artikel	N	%
Wissen, wer sturzgefährdet ist		
Ja	82	**82.0**
Nein	18	18.0
***Wenn ja, wer ist sturzgefährdet n=82**		
Alter 60 oder älter	58	70.7
Schwäche der unteren Extremitäten	71	**86.6**
Weibliches Geschlecht	15	18.3
Datum des letzten Sturzes	10	12.2
Körperliche Dysfunktion	41	50.0
Kognitive Beeinträchtigung	20	24.4
Schwindelgefühl	52	63.4
Beeinträchtigtes Gehen oder Gleichgewicht	69	84.1
Depression	9	11.0
Niedriger Body-Mass-Index	11	13.4
Harninkontinenz	18	21.9
Sensorische Defizite, insbesondere visuelle Defizite	55	67.1
Orthostatische Hypotension	62	75.6
Verwendung von mehr als vier verschriebenen Medikamenten oder Verwendung von psychotropen Substanzen	41	50.0
Kennen Sie die Medikamente, die mit Stürzen in Verbindung gebracht werden, und die schädlichen Auswirkungen		
Ja	73	**73.0**
Nein	27	27.0
***Wenn ja, welche Medikamente begleitend zu dem Sturz eingenommen wurden und welche schädlichen Auswirkungen sie haben n=73**		
Diuretika	41	56.2
Antihypertensiva	65	**89.0**
Antidepressiva	45	61.6
Antipsychotika, orthostatische Hypotonie, Muskelsteifheit, Sedierung	33	45.2
Opiate	44	60.3
Hypnose	23	31.5
Antidiabetika Hypoglykämie-Medikamente	60	82.2

*mehr als eine Antwort

Tabelle (2b) zeigt, dass die meisten der untersuchten Krankenschwestern (82,0%, 86,6%) angeben, dass sie wissen, wer sturzgefährdet ist und dass diese Personen eine Schwäche der unteren Extremitäten haben. Außerdem geben fast drei Viertel von ihnen (73,0%) an, dass sie die Medikamente kennen, die mit Stürzen und deren schädlichen Auswirkungen in Verbindung gebracht werden, und die meisten von ihnen (89,0%) geben an, dass es sich dabei um blutdrucksenkende Medikamente handelt.

Tabelle (2c): Anzahl und prozentuale Verteilung der untersuchten Krankenschwestern nach ihren Angaben, die das Wissen der Krankenschwester über Stürze bewerten (n=100).

Artikel	N	%
Kennen Sie die Komplikationen, die Stürze für ältere Menschen mit sich bringen?		
Ja	77	**77.0**
Nein	23	23.0
***Wenn ja, welche Komplikationen ergeben sich aus Stürzen bei älteren Menschen n=77**		
Gebrochene Knochen	61	**79.2**
Kopfverletzung	57	74.0
Körperverletzung	59	76.6
Es provoziert psychologische Probleme	35	45.4
Verlust des Selbstbewusstseins	12	15.6
Beschleunigen Sie die Abhängigkeit von anderen	21	27.3
Erhöhtes Risiko der Aufnahme in eine Langzeitpflegeeinrichtung	10	12.9
Kennen Sie die Faktoren, die zu Stürzen bei älteren Menschen beitragen		
Ja	87	**87.0**
Nein	13	13.0
***Wenn ja, welche Faktoren tragen zu Stürzen bei älteren Menschen bei n=87**		
Lange Erholungszeiten	15	17.2
Bedingungen, die die Bewegung beeinträchtigen	22	25.3
Medikamente, die die körperliche Behinderung erhöhen	47	54.0
Beeinträchtigtes Seh- oder Hörvermögen	58	66.7
Veränderter Geisteszustand	19	21.8
Verlust des Gleichgewichts	64	**73.6**
Ungewohnte Umgebung	37	42.5
Fehlgebrauch von Hilfsmitteln	39	44.8
Physiologische Faktoren	53	60.9
Wissen, welche Informationen/Anweisungen dem Patienten gegeben werden sollten, um Stürze zu vermeiden		
Ja	80	**80.0**
Nein	20	20.0

*Wenn ja, welche Informationen/Anweisungen sollten dem Patienten gegeben werden, um Stürze zu vermeiden n=80		
Wenn ältere Menschen eine Gehhilfe, einen Stock oder einen Rollstuhl benutzen, erklären Sie ihnen, wie man die Hilfsmittel richtig einsetzt.	35	43.7
Bringen Sie den Senioren und ihren Angehörigen vor der Entlassung aus dem Krankenhaus bei, wie sie Stürze zu Hause verhindern können, z. B. durch die Beseitigung gängiger Gefahrenquellen im Haushalt. Ermutigen Sie die Familie, Maßnahmen zu ergreifen, um die Sicherheit des Bewohners zu gewährleisten.	74	92.5
Verweisen Sie ältere Menschen bei Bedarf an häusliche Pflegedienste, damit die Pflege nach der Entlassung aus dem Krankenhaus und während der Erholungsphase fortgesetzt werden kann.	62	77.5

*mehr als eine Antwort

Tabelle (2c) zeigt, dass mehr als drei Viertel der untersuchten Krankenschwestern (77,0%, 79,2%) angeben, dass sie die Komplikationen von Stürzen bei älteren Menschen kennen bzw. über Knochenbrüche berichten. Außerdem geben die meisten von ihnen (87,0%) an, dass sie die Faktoren kennen, die zu Stürzen bei älteren Menschen beitragen, und fast drei Viertel von ihnen (73,6%) erwähnen den Verlust des Gleichgewichts.

Darüber hinaus geben die meisten der untersuchten Pflegekräfte (80,0%, 92,5%) an, dass sie wissen, welche Informationen/Anweisungen dem Patienten gegeben werden sollten, um Stürze zu vermeiden, und erwähnen: "Bringen Sie den Senioren und ihrer Familie vor der Entlassung aus dem Krankenhaus bei, wie sie Stürze zu Hause verhindern können, z.B. durch die Beseitigung von Gefahrenquellen im Haushalt. Ermutigen Sie die Familie, Maßnahmen zu ergreifen, um die Sicherheit des Bewohners zu gewährleisten".

Tabelle (3a): Anzahl und prozentuale Verteilung der untersuchten Krankenschwestern nach ihren Informationen über Pflege und Praktiken (n=100).

Artikel	N	%
Sie kennen die Sicherheitsvorkehrungen und die grundlegenden Pflegepraktiken		
Ja	89	**89.0**
Nein	11	11.0
*Wenn ja, wie lauten die Sicherheitsvorkehrungen und die grundlegende Pflegepraxis n=89		
Kommunikationssystem zur Hand	33	37.1
Bett in niedrigster Position mit Feststellrädern	57	64.0
Persönliche Pflegeartikel zur Hand.	25	28.1
Achten Sie darauf, dass die Schuhe sicher und rutschfest sind und keine Schnürsenkel hinten haben.	49	55.1
Bereitstellung einer physisch sicheren Umgebung (z.B. Beseitigung von verschütteten Flüssigkeiten, Unordnung, elektrischen Kabeln und unnötigen Geräten)	64	71.9
Barrierefreie Gehhilfen/Commodices	58	65.2
Orientierung des Patienten in seiner Umgebung und der Krankenhausroutine (z.B. Lage der Toilette, Klingeln)	42	47.2
Angemessene Beleuchtung für sicheres Gehen bereitstellen	79	**88.8**
Reagieren Sie sofort auf das Licht des Anrufs des Patienten.	66	74.1
Bitten Sie den Patienten, langsam aus der Rückenlage aufzustehen, um Schwindel zu vermeiden.	45	50.6
Beurteilung von Seh- und Hörbehinderungen und Suche nach Behandlungsmöglichkeiten.	50	56.2
Informieren Sie den Patienten und die Familie/Betreuer über die Einschränkungen und den Pflegeplan.	28	31.5
Kennen Sie die Standard-Interventionen zur Sturzprävention		
Ja	84	**84.0**
Nein	16	16.0
*Wenn ja, was sind die Standardmaßnahmen zur Sturzprävention n=84		
Grundlegender Ansatz der Krankenpflege	23	27.4
Beaufsichtigung der Benutzung der Toilette durch den Patienten	39	46.4
Drei Seitengitter müssen oben sein.	53	63.1
Plan für die Entlassung/Geräte/Gegenstände auf der stärksten Seite des Patienten	36	42.9
Der Bettnässer-Alarm muss aktiviert sein, falls vorhanden, und der Ton muss hörbar sein.	41	48.8

Die Sturzpräventionsfahne sollte vor dem Zimmer des Patienten angebracht werden, wenn es sich um ein Einzelzimmer handelt, oder am Kopfende des Bettes, wenn es sich um ein Gemeinschaftszimmer handelt.	65	77.4
Fordern Sie den Patienten auf, Haltegriffe zu benutzen.	38	45.2
Lassen Sie Patienten in den Bereichen der Diagnose oder Behandlung nicht unbeaufsichtigt.	52	61.9
Informieren Sie "gefährdete" Patienten während der Schicht / des Übergabeberichts	70	83.3

*mehr als eine Antwort

Tabelle (3a) zeigt Wissen der untersuchten Krankenschwestern und -pfleger über Informationen zu Pflege und Pflegepraktiken. Sie zeigt, dass die meisten von ihnen (89,0%, 88,8%) berichten, dass sie die Sicherheitsvorkehrungen und grundlegenden Pflegepraktiken kennen und angeben, dass sie für eine angemessene Beleuchtung sorgen, um ein sicheres Gehen zu ermöglichen. Außerdem erwähnen die meisten von ihnen (84,0%, 83,3%), dass sie die Standardmaßnahmen zur Sturzprävention kennen und angeben, dass sie "gefährdete" Patienten während des Schicht- bzw. Übergabeberichts informieren.

Tabelle (3b): Anzahl und prozentuale Verteilung der untersuchten Krankenschwestern nach ihren Informationen über Pflege und Praktiken (n=100).

Artikel	N	%
Wissen, welche Maßnahmen erforderlich sind, um Stürze mit hohem Risiko zu verhindern		
Ja	88	88.0
Nein	12	12.0
***Wenn ja, was sind die Maßnahmen zur Verhinderung von Stürzen mit hohem Risiko n=88**		
Grundlegender Ansatz der Krankenpflege	48	54.5
Durchführung von Standardmaßnahmen zur Sturzprävention	55	62.5

Das Nachtlicht ist eingeschaltet	80	**90.9**
Anweisung, Hilfe zu suchen, bevor Sie das Bett verlassen	64	72.7
Die Medikamentenbestellung und -dosierung muss überprüft werden	51	57.9
Ein in das Bett integriertes Bad, wenn es angebracht ist	39	44.3
Dem Patienten bei der routinemäßigen Toilettenbenutzung helfen	46	52.3
Die Freigabe muss durch Moderatoren erfolgen, wie in der Richtlinie beschrieben.	37	42.0
Wenn möglich, bringen Sie den sturzgefährdeten Patienten in die Nähe des Pflegezentrums.	49	55.7
Ziehen Sie Überweisungen/Überweisungen in Betracht, wenn bestimmte Risikofaktoren identifiziert wurden, um das Risiko von Stürzen oder wiederholten Stürzen zu verringern.	58	65.9
Patienten, die an einem Stuhl/Rollstuhl befestigt sind, müssen mit einem Sicherheitsgurt gesichert werden.	65	73.9

*mehr als eine Antwort

Tabelle (3b) zeigt, dass die meisten der untersuchten Krankenschwestern (88,0%, 90,9%) angeben, dass sie wissen, welche Maßnahmen erforderlich sind, um Stürze mit hohem Risiko zu verhindern, bzw. erwähnen, dass das Nachtlicht eingeschaltet ist.

Tabelle (4): Anzahl und prozentuale Verteilung der untersuchten Krankenschwestern nach ihrem gesamten Wissen über Sturzprävention bei älteren Menschen während des Krankenhausaufenthalts (n=100).

Gesamtes Wissen	**Nein**	**%**
Gut	62	62.0
Angemessen (Durchschnitt)	21	21.0
Schlecht	17	17.0

	Gesamt	100	100.0

Tabelle (4) zeigt, dass fast zwei Drittel der untersuchten Krankenschwestern (62,0%) einen guten Kenntnisstand über Sturzprävention bei älteren Menschen während des Krankenhausaufenthalts haben. Mehr als ein Fünftel von ihnen (21,0%) hat ein durchschnittliches Niveau, während weniger als ein Fünftel von ihnen (17,0%) ein schlechtes Niveau hat.

Abbildung (3): Prozentuale Verteilung der untersuchten Krankenschwestern nach ihrem gesamten Wissen über Sturzprävention bei älteren Menschen während des Krankenhausaufenthalts (n=100).

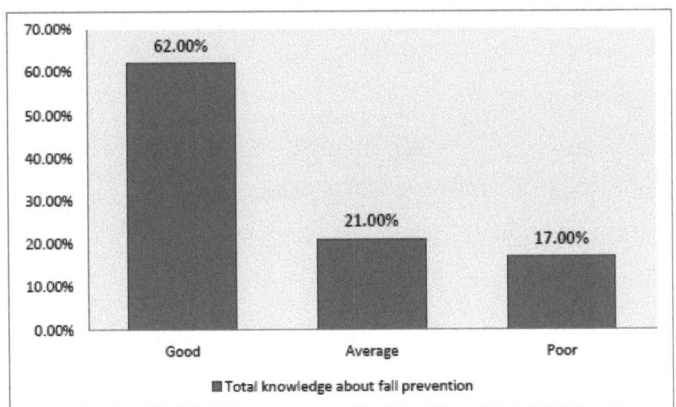

Abbildung (4) zeigt, dass fast zwei Drittel der untersuchten Krankenschwestern (62,0%) einen guten Kenntnisstand über die Sturzprävention bei älteren Menschen während des Krankenhausaufenthalts haben. Mehr als ein

Fünftel von ihnen (21,0%) hat ein durchschnittliches Niveau, während weniger als ein Fünftel von ihnen (17,0%) ein schlechtes Niveau hat.

Teil III. Checkliste für die Praxis der Krankenschwestern

Tabelle (5): Anzahl und prozentuale Verteilung der untersuchten Krankenschwestern nach ihrer Praxis in Bezug auf das Sturzrisiko-Screening für ältere Menschen (n=100).

Artikel	Ja		Nein	
	Nein	%	Nein	%
Hatte vorher einen Blackout	84	84.0	16	16.0
Schwindelgefühl oder Herzklopfen	89	**89.0**	11	11.0
Sie haben sich auf dem Boden wiedergefunden und wussten nicht warum	83	83.0	17	17.0
Hatte viele Stürze	41	41.0	59	59.0
Hilfsmittel verwenden	30	30.0	70	**70.0**

Tabelle (5) verdeutlicht die Praxis der untersuchten Krankenschwestern in Bezug auf das Sturzrisiko-Screening für ältere Menschen. Sie zeigt, dass die meisten von ihnen (89,0%) über diejenigen berichten, die Schwindel oder Herzklopfen haben, aber fast drei Viertel von ihnen (70,0%) erwähnen, dass sie Hilfsmittel benutzen.

Tabelle (6a): Anzahl und prozentuale Verteilung der untersuchten Krankenschwestern nach ihrer Praxis der umfassenden Sturzrisikobewertung (n=100).

Artikel	Erledigt		Nicht erledigt	
	Nein	%	Nein	%
Die Schwester stellt sicher, dass das	94	**94.0**	6	6.0

Rufsystem in Reichweite ist				
Bett in niedriger Position	92	**92.0**	8	8.0
Persönlicher Gegenstand in Reichweite	92	**92.0**	8	8.0
Die Krankenschwester hebt immer das Bettgitter an, wenn sie ältere Patientinnen auf einer Bahre transportiert.	85	85.0	15	15.0
Die Krankenschwester schließt das Bett immer ab, wenn sie ältere Patientinnen in den Rollstuhl verfrachtet.	72	72.0	28	28.0
Die Krankenschwester hebt die Bettgitter für ältere Patientinnen, die bewusstlos und instabil sind, immer an.	75	75.0	25	25.0
Die Krankenschwester klärt ältere Patientinnen darüber auf, dass sie um Hilfe bitten, um Stürze zu vermeiden.	62	62.0	38	38.0
Die Pflegekraft sorgt dafür, dass ältere Patientinnen mit Hilfe einer Krankenschwester oder eines Pflegers aus dem Bett gehoben werden.	44	44.0	56	**56.0**
Die Krankenschwester sorgt dafür, dass sturzgefährdete ältere Patientinnen mit ihren Pflegern gehen	59	59.0	41	41.0
Das Pflegepersonal stellt sicher, dass sturzgefährdete ältere Patientinnen, die aufwachen, um auf die Toilette zu gehen, von einer Pflegekraft oder einer Aufsichtsperson aus dem Bett geholfen werden.	68	68.0	32	32.0
Krankenschwestern überwachen Medikamente, die Stürze verursachen können	81	81.0	19	19.0
Die Krankenschwester informiert das Pflegepersonal aller stationären Patienten über die Möglichkeit von Stürzen, während sie sie in das Krankenhaus einweist.	81	81.0	19	19.0
Die Krankenschwester unterrichtet ältere Patientinnen und das Pflegepersonal darin, wie sie sicher ins Bett, in den Stuhl, ins Bad und in den Rollstuhl gelangen.	86	86.0	14	14.0

Die Krankenschwester sorgt dafür, dass ältere Patientinnen rutschfeste Schuhe in der richtigen Größe tragen.	78	78.0	22	22.0

Tabelle (6a) veranschaulicht Praxis der untersuchten Krankenschwestern in Bezug auf eine umfassende Sturzrisikobewertung. Es zeigt sich, dass die Mehrheit von ihnen (94,0%, 92,0%, 92,0%) berichtet, dass sie sicherstellen, dass die Rufanlage in Reichweite ist, das Bett in niedriger Position und persönliche Gegenstände in Reichweite sind, während mehr als die Hälfte von ihnen (56,0%) erwähnt, dass sie nicht sicherstellen, dass ältere Patientinnen mit Hilfe einer Krankenschwester oder eines Pflegers aus dem Bett bewegt werden.

Tabelle (6b): Anzahl und prozentuale Verteilung der untersuchten Krankenschwestern nach ihrer Praxis der umfassenden Sturzrisikobewertung (n=100).

Artikel	Erledigt		Nicht erledigt	
	Nein	%	Nein	%
Das Pflegepersonal sorgt für die richtige Beleuchtung am Bett und im Badezimmer	71	71.0	29	29.0
Krankenschwestern halten die Wege für eine einfache Nutzung frei	63	63.0	37	37.0
Das Pflegepersonal gibt älteren Patientinnen und ihren Betreuern Anweisungen zur Sturzprävention und erinnert sie häufig daran	54	54.0	46	46.0
Die Krankenschwester ermutigt Risikopatienten, regelmäßig Sport zu treiben, es sei denn, es ist kontraindiziert, einen pro Tag	51	51.0	49	49.0

Die Krankenschwester bringt Schilder zur Sturzgefahr an Krankenblättern, Patientenzimmern und Betten für ältere Patientinnen mit hohem Risiko an.	65	65.0	35	35.0
Krankenschwestern beurteilen den Grad der normalen motorischen Funktion älterer Patientinnen	63	63.0	37	37.0
Das Pflegepersonal bewertet die Risikofaktoren für Stürze bei älteren Patientinnen mit Hilfe einer Skala zur Bewertung des Sturzrisikos bei der Aufnahme.	62	62.0	38	38.0
Die Krankenschwester bewertet die Risikofaktoren für Stürze regelmäßig neu, wenn sich der Zustand des Patienten nach der Aufnahme ändert.	60	60.0	40	40.0
Die Pflegekraft legt eine rutschfeste Matte auf den Boden, wenn sie ein Fassbad oder eine Dusche nimmt	65	65.0	35	35.0
Vervollständigen und dokumentieren Sie das Screening und die Bewertung des Sturzrisikos von Patienten.	95	**95.0**	5	5.0
Die Meldung erfolgt an den Arzt.	96	**96.0**	4	4.0
Beaufsichtigung von Pflegehelfern bei der Anwendung von Sturzprophylaxe-Maßnahmen.	90	**90.0**	10	10.0
Beschaffung von Hilfsmitteln (Stock, Gehhilfe, Bettalarm usw.), um Stürze von Patienten zu verhindern.	57	57.0	43	43.0
Bewertung der Umgebung des Patienten im Hinblick auf die Sicherheit bei der Patientenpflege.	40	40.0	60	**60.0**

Tabelle (6b) zeigt, dass die Mehrheit der untersuchten Krankenschwestern (95,0%, 96,0%, 90,0%) angibt, dass sie das Screening und die Bewertung des Sturzrisikos von Patienten durchführen und dokumentieren, Stürze dem Arzt melden und die Pflegehelfer bei der Anwendung von Maßnahmen zur Sturzprävention beaufsichtigen, während weniger als zwei Drittel von ihnen (60,0%) berichten, dass sie die Umgebung des Patienten während der Patientenpflege nicht auf Sicherheit überprüfen.

Tabelle (7): Anzahl und prozentuale Verteilung der untersuchten Krankenschwestern nach ihrer Praxis in Bezug auf die Bewertung des Sturzrisikos beinhaltet auch eine Bewertung der Medikamente, die das Sturzrisiko und die Mobilität / das Gleichgewicht beeinflussen (n=100).

Medikamenten-Kategorie	Ja		Nein	
	Nein	%	Nein	%
Anti-Arrhythmikum	58	58.0	42	42.0
Antikonvulsivum	59	59.0	41	41.0
Antidepressivum	60	60.0	40	40.0
Antihistaminikum	64	64.0	36	36.0
Bluthochdruckmittel	68	**68.0**	32	32.0
Antipsychotikum	60	60.0	40	40.0
Antiparkinsonismus	51	51.0	49	49.0
Diuretikum	45	45.0	55	**55.0**
Insulin	51	51.0	49	49.0
Muskelrelaxans	47	47.0	53	53.0
Opiate	61	61.0	39	39.0
Beruhigungsmittel	55	55.0	45	45.0

Tabelle (7) veranschaulicht Praxis der untersuchten Krankenschwestern in Bezug auf die Sturzrisikobewertung beinhaltet auch eine Bewertung der Medikamente, die das Sturzrisiko und die Mobilität / das Gleichgewicht beeinflussen. Es zeigt sich, dass mehr als zwei Drittel von ihnen (68,0%) berichten, dass Antihypertensiva das Sturzrisiko und die

Mobilität/das Gleichgewicht beeinflussen, aber mehr als die Hälfte von ihnen (55,0%) erwähnen, dass Diuretika keinen Einfluss haben.

Tabelle (8): Anzahl und prozentuale Verteilung der untersuchten Krankenschwestern nach ihrer Praxis in Bezug auf die Verwendung von mehr Hilfsmitteln auf der Grundlage dieser Punktzahl werden Maßnahmen zur Sturzprävention beginnen (n=100).

Risikofaktor	N	%
Geschichte der Fälle		
Ja	62	**62.0**
Nein	38	38.0
Sekundärdiagnose		
Ja	24	24.0
Nein	76	**76.0**
Ambulante Hilfen		
Möbel	15	15.0
Krücken/Dose	5	5.0
Keine /Bettruhe/Rollstuhl/Krankenschwester	80	**80.0**
Iv Line In Place		
Ja	30	30.0
Nein	70	**70.0**
Gangart/ Transferieren		
Beeinträchtigt	9	9.0
Schwach	32	32.0
Normal/ Bettruhe/ Unbeweglich	59	**59.0**
Mentaler Status		
Vergisst Begrenzung	23	23.0
Orientiert an Owen-Fähigkeit	77	**77.0**

Tabelle (8) zeigt, dass fast zwei Drittel der untersuchten Krankenschwestern (62,0%) angeben, dass Stürze in der Vergangenheit ein Risikofaktor sind, aber mehr als drei Viertel von ihnen (76,0%) erwähnen, dass die Nebendiagnose kein Risikofaktor ist. Was die ambulanten Hilfsmittel betrifft, so geben die meisten (80,0%) an: "Keine/Bettruhe/Rollstuhl/Pflegekraft". Außerdem geben weniger als drei Viertel von ihnen (70,0%) an, dass "I.V. Line in Place" kein Risikofaktor ist. Was den Gang/Transfer betrifft, so geben mehr als die Hälfte (59,0%) an, dass sie "normal/ Bettruhe/unbeweglich" sind. In Bezug auf den geistigen Status geben mehr als drei Viertel (77,0%) an, dass sie sich an der Owen-Fähigkeit orientieren.

Abbildung (4): Prozentuale Verteilung der untersuchten Krankenschwestern nach ihrer Interpretation der Sturzpräventionsmaßnahmen (n=100).

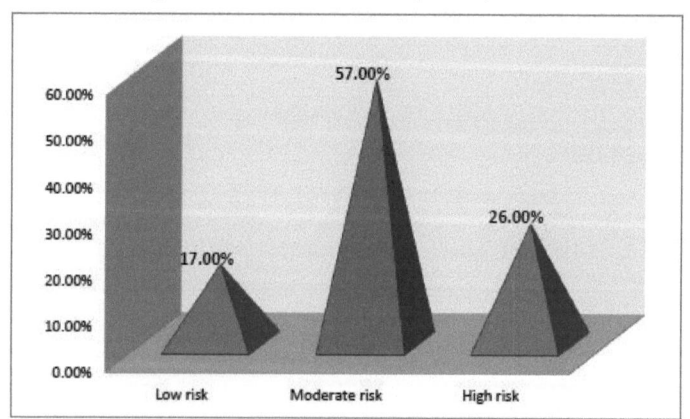

Abbildung (5) zeigt, dass mehr als zwei Drittel der untersuchten Krankenschwestern (57,0%) ein mittleres Risiko und etwas mehr als ein Viertel von ihnen (26,0%) ein hohes

Risiko haben, während fast zwei Fünftel von ihnen (17%) ein geringes Risiko haben.

Tabelle (9): Anzahl und prozentuale Verteilung der untersuchten Krankenschwestern nach ihrer Gesamtpraxis bei der Sturzprävention bei älteren Patientinnen (n=100).

Total Praxis	Nein	%
Kompetent	61	61.0
Inkompetent	39	39.0
Gesamt	100	100.0

Was die Gesamtpraxis der untersuchten Krankenschwestern bei der Sturzprävention bei älteren Patientinnen angeht, so zeigt Tabelle (9), dass weniger als zwei Drittel von ihnen (61,0%) kompetent, aber fast zwei Fünftel von ihnen (39,0%) inkompetent sind.

Abbildung (5): Prozentuale Verteilung der untersuchten Krankenschwestern nach ihrer Gesamtpraxis bei der Sturzprävention bei älteren Patientinnen (n=100).

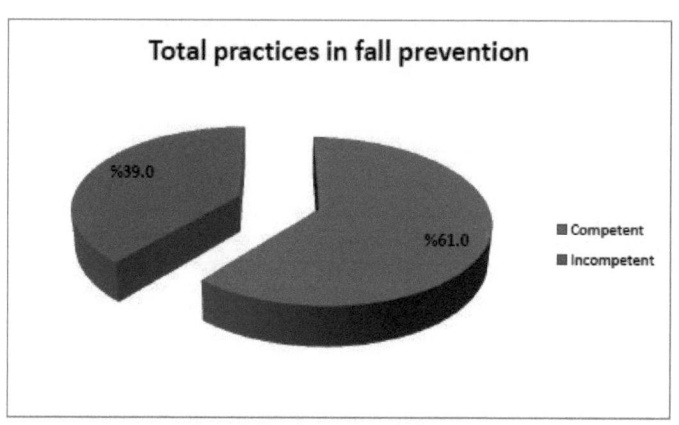

Abbildung (6) zeigt, dass weniger als zwei Drittel der untersuchten Krankenschwestern (61,0%) kompetent in der Sturzprävention bei älteren Patientinnen sind, aber fast zwei Fünftel von ihnen (39,0%) sind inkompetent.

Teil IV. Beziehung zwischen den untersuchten Variablen

Tabelle (10): Beziehung zwischen den soziodemografischen Merkmalen der untersuchten Krankenschwestern und ihrem Gesamtwissen über Sturzprävention bei älteren Menschen während eines Krankenhausaufenthalts (n=100).

Artikel		Gesamtes Wissen						X^2	P-Wert
		Gut N=62		Durchschnitt N=21		Schlecht N=17			
		N	%	N	%	N	%		
Alter	21< 30	8	12.9	15	71.4	13	76.5	11.71	.003**
	30 < 45	40	64.5	5	23.8	3	17.6		
	≥45	14	22.6	1	4.8	1	5.9		

Geschlecht	Männlich	69	9.7	8	38.1	9	52.9	1.122	.085
	Weiblich	56	90.3	13	61.9	8	47.1		
Bildungsabschluss	Bachelor-Abschluss in Krankenpflege	22	35.4	2	9.5	0	0	9.975	.005**
	Institut für Krankenpflege	28	45.2	3	14.3	2	11.8		
	Diplom in Krankenpflege	12	19.4	16	76.2	15	88.2		
Jahre der Erfahrung	3 < 5	9	14.5	14	66.7	12	70.6	15.48	.002**
	5 < 10	37	59.7	7	33.3	5	29.4		
	≥ 10	16	25.8	0	0	0	0		
Ausbildung	Ja	39	62.9	3	14.3	1	5.9	12.29	.008**
	Nein	23	37.1	18	85.7	16	94.1		

*Signifikant bei p '0,05. **Hochsignifikant bei p '0.01. Nicht signifikant bei p>0,05

Tabelle (10) zeigt, dass ein hochgradig statistisch signifikanter Zusammenhang zwischen dem Gesamtwissen der untersuchten Krankenschwestern über Sturzprävention bei älteren Menschen während des Krankenhausaufenthaltes und ihrem Alter, ihrem Bildungsabschluss, ihren Erfahrungsjahren und ihrer Ausbildung mit (p=0,003, p=0,005, p=0,002, p=0,008) besteht. Es besteht kein statistisch signifikanter Zusammenhang mit ihrem Geschlecht (p>0,05).

Tabelle (11): Beziehung zwischen den soziodemografischen Merkmalen der untersuchten Krankenschwestern und ihrer Gesamtpraxis bei der Sturzprävention bei älteren Patientinnen (n=100).

Artikel		Total Praxis				X^2	P-Wert
		Kompetent N=61		Inkompetent N=39			
		N	%	N	%		
Alter	21< 30	12	19.7	24	61.5	6.356	.015*
	30 < 45	38	62.3	10	25.6		
	≥45	11	18.0	5	12.9		
Geschlecht	Männlich	19	31.1	4	10.3	4.107	.012*
	Weiblich	42	68.9	35	89.7		
Bildungsabschluss	Bachelor-Abschluss in Krankenpflege	23	37.7	1	2.5	15.09	.000**
	Institut für Krankenpflege	29	47.5	4	10.3		
	Diplom in Krankenpflege	9	14.8	34	87.2		
Jahre der Erfahrung	3 < 5	6	9.8	29	74.4	13.61	.002**
	5 < 10	42	68.9	7	17.9		
	≥ 10	13	21.3	3	7.7		
Ausbildung	Ja	40	65.6	3	7.7	16.22	.000**
	Nein	21	34.4	36	92.3		

*Signifikant bei p '0,05. **Hochsignifikant bei p '0.01. Nicht signifikant bei p>0,05

Tabelle (11) zeigt, dass ein hochgradig statistisch signifikanter Zusammenhang zwischen der Gesamtpraxis der untersuchten Krankenschwestern bei der Sturzprävention bei älteren Frauen während des Krankenhausaufenthalts und ihrer Bildungsqualifikation, den Erfahrungsjahren und der Ausbildung mit (p=0,000, p=0,002, p=0,000) besteht. Ebenso wurde ein statistisch signifikanter Zusammenhang mit dem Alter und dem Geschlecht (p=0,015, p=0,012) festgestellt.

Teil V: Korrelation zwischen den untersuchten Variablen

Tabelle (12): Korrelation zwischen den untersuchten Variablen (n=100).

		Total Praxis
Gesamtes Wissen	R	.625
	P	.001**

(**) Statistisch signifikant bei p<0,01. r Pearson-Korrelation

Tabelle (12) zeigt, dass es eine hoch signifikante positive Korrelation zwischen der Gesamtpraxis und dem Gesamtwissen der untersuchten Krankenschwestern gibt (p=0,001).

KAPITEL 6: DISKUSSION

Kapitel VI

Diskussion

Stürze sind ein weltweites Gesundheitsproblem und eine der Hauptursachen für Behinderungen, die auf eine nachlassende körperliche Leistungsfähigkeit bei älteren Menschen zurückzuführen sind. Es ist also die Aufgabe des Pflegepersonals, die Gesundheit zu verbessern und die Zahl der Stürze bei älteren Erwachsenen mit chronischen Krankheiten zu verringern, sei es in einer Einrichtung des Gesundheitswesens oder sogar zu Hause durch regelmäßige Hausbesuche. Dies kann durch Aufklärung, Schulung und Ermutigung älterer Erwachsener zur Anwendung des Otago-Bewegungsprogramms erreicht werden **(Elraziek et al., 2021)**.

Ziel der vorliegenden Studie war es, das Wissen und die Praxis des Pflegepersonals zur Reduzierung von Stürzen bei älteren erwachsenen Frauen im Beni-Suef Universitätskrankenhaus zu bewerten.

Die Diskussion umfasste fünf Teile: Soziodemografische Merkmale der untersuchten Krankenschwestern, Wissen der Krankenschwestern über die Sturzprävention bei älteren Menschen während des Krankenhausaufenthalts, Checkliste der Praktiken der Krankenschwestern, Beziehung zwischen den untersuchten Variablen und Korrelation zwischen den untersuchten Variablen.

Teil I. Soziodemografische Merkmale der untersuchten Krankenschwestern

Was die soziodemografischen Daten der untersuchten Krankenschwestern betrifft, so zeigt das Ergebnis der vorliegenden Studie, dass fast die Hälfte von ihnen zwischen 30 und unter 45 Jahren alt ist, mit einem Durchschnittsalter von 35,24±1,02 Jahren. Darüber hinaus sind mehr als drei Viertel von ihnen weiblich. Was ihre Berufserfahrung betrifft, so hat fast die Hälfte von ihnen zwischen 5 und weniger als 10 Jahren Erfahrung, mit einem Durchschnitt von 7,94±0,25 Jahren. Aus Sicht der Forscher ist dieser hohe Anteil an weiblichen Krankenschwestern höchstwahrscheinlich auf die Tatsache zurückzuführen, dass das Studium des BSN an den ägyptischen Universitäten bis vor einigen Jahren ausschließlich Frauen vorbehalten war, so dass der Beruf des Krankenpflegers in Ägypten überwiegend weiblich war.

Dieses Ergebnis deckt sich mit der Studie von **James et al. (2022)** mit dem Titel "Knowledge, Attitudes on Fall and Awareness of Hospitalized Patient's Fall Risk Factors Among the Nurses Working in Tertiary Care Hospitals" (Wissen, Einstellungen zu Stürzen und Bewusstsein für die Risikofaktoren von Stürzen bei Krankenhauspatienten unter den Krankenschwestern, die in Krankenhäusern der Tertiärversorgung arbeiten) und zeigte, dass die Mehrheit der untersuchten Krankenschwestern weiblich war und mehr als die Hälfte von ihnen noch nie einen Sturz eines Patienten erlebt hatte. Dieses Ergebnis stimmt auch mit der Studie von **Dennis (2021)** überein, der eine Studie zum Thema "Increasing Fall Awareness Through Nursing Staff Education" durchführte und zeigte, dass die meisten der untersuchten Krankenschwestern weiblich waren . Andererseitsstimmt dieses Ergebnis nicht mit der Studie von **Han et al. (2020)** überein, die eine Studie zum Thema "The effect of knowledge and attitude on fall prevention activities among nursing staff in long-term care hospitals" durchführte und zeigte, dass mehr als zwei Fünftel der untersuchten Krankenschwestern zwischen 50 und 59 Jahre alt waren und der Durchschnitt bei 47,64 ± 8,82 Jahren lag. Außerdem hatte weniger als die Hälfte von ihnen eine klinische Berufserfahrung von cinem bis neun Jahren oder weniger und die Mehrheit von ihnen hatte eine Ausbildung in Sturzprävention.

Was die Ausbildung der untersuchten Krankenschwestern betrifft, so ergab die vorliegende Studie, dass mehr als die Hälfte von ihnen nicht ausgebildet war. Dieses Ergebnis kann auf den Mangel an administrativer Unterstützung, die zunehmende Arbeitsbelastung im klinischen Bereich und die fehlende Fortbildung in Bezug auf Stürze zurückzuführen sein. Dieses Ergebnis stimmt mit dem von **Elbasiony et al. (2021) überein**, die eine Studie mit dem Titel "Effect of Implementing Fall Prevention Strategies on Nurses' Performance at Neurological Diseases Intensive Care Unit" durchführten und feststellten, dass die Mehrheit der untersuchten Krankenschwestern nicht geschult war.

Hinsichtlich des Bildungsabschlusses der untersuchten Krankenschwestern zeigte das Ergebnis der vorliegenden Studie, dass weniger als die Hälfte der untersuchten Krankenschwestern ein Diplom in der Krankenpflege haben, etwa ein Drittel von ihnen ist an einem Pflegeinstitut, aber fast ein Viertel von ihnen hat einen Bachelor-Abschluss in der Krankenpflege. Dieses Ergebnis stimmt mit **Yoo, (2017) überein**, die eine Studie mit dem Titel "Knowledge, attitude and prevention activities related to fall among of geriatric hospital nurse" (Wissen, Einstellung und Präventionsmaßnahmen in Bezug auf Stürze bei Krankenschwestern in geriatrischen Krankenhäusern) durchführte und zeigte, dass etwa ein Drittel der untersuchten Krankenschwestern einen Bachelor-Abschluss in der Krankenpflege haben. Im Gegensatz dazu steht dieses Ergebnis im Widerspruch zu der Studie von **Wilson et al, (2016)**, die eine Studie zum Thema "Wahrnehmung von Pflegekräften bei der Umsetzung von Maßnahmen zur Sturzprävention, um patientenspezifische Risikofaktoren für Stürze zu mindern" durchführten und berichteten, dass weniger als die Hälfte der untersuchten Pflegekräfte über einen Bachelor-Abschluss in Krankenpflege verfügt.

Teil II. Wissen des Pflegepersonals über Sturzprävention bei älteren Menschen während eines Krankenhausaufenthalts

In Bezug auf das Wissen der untersuchten Krankenschwestern über Stürze zeigte das Ergebnis der vorliegenden Studie, dass weniger als zwei Drittel von ihnen über Kenntnisse zur Bewertung von Stürzen bei älteren Menschen verfügen. Diese Ergebnisse könnten darauf zurückzuführen sein, dass mehr als die Hälfte der untersuchten

Krankenschwestern nicht an Schulungen zur Sturzprävention teilgenommen hat. Diese Ergebnisse stimmen mit der Studie von **Sinuraya, E. (2016)** überein, die eine Studie zum Thema "Kenntnisse des Pflegepersonals über Stürze und Praktiken der Sturzprävention bei älteren Krankenhauspatienten in Medan, Indonesien" durchführte und berichtete, dass etwa zwei Drittel der untersuchten Pflegekräfte Kenntnisse über die Definition und Bewertung von Stürzen hatten. Darüber hinaus stimmt dieses Ergebnis mit der Studie von **Susanti, (2015)** überein, die eine Studie zum Thema "Korrelation zwischen den Kenntnissen des Pflegepersonals und der Befolgung von Standardarbeitsanweisungen" durchführte und berichtete, dass ein kleiner Prozentsatz der untersuchten Pflegekräfte Kenntnisse über Präventionsmethoden hatte.

Was das Wissen über Risikofaktoren für Stürze bei älteren Menschen angeht, so zeigte das Ergebnis der aktuellen Studie, dass die meisten von ihnen über das Sturzrisiko Bescheid wussten und erwähnten, dass sie eine Schwäche der unteren Extremitäten haben. Dieses Ergebnis deckt sich mit der Studie von **Wang et al. (2022)**, die eine Studie zum Thema "The Perceived Knowledge of Fall Prevention in Nurses Working in Acute Care Hospitals in China and the United States" (Wahrgenommenes Wissen über Sturzprävention bei Krankenschwestern, die in Akutkrankenhäusern in China und den Vereinigten Staaten arbeiten) durchführte und feststellte, dass die Mehrheit der untersuchten Krankenschwestern Wissen über Risikofaktoren bei Patienten hatte. Dieses Ergebnis stimmt auch mit den Ergebnissen einer früheren Studie von **Gupta (2019)** überein, der eine Studie zum Thema "Wissen von Krankenschwestern und - pflegern über Sturzprävention im Krankenhaus" durchführte und zeigte, dass die Mehrheit der untersuchten Krankenschwestern über ausreichende Kenntnisse über das Sturzrisiko verfügte und erwähnte, dass diejenigen, die eine Schwäche der unteren Extremitäten haben, angeben, dass sie die mit Stürzen verbundenen Medikamente kennen.

Was die Komplikationen bei Stürzen betrifft, so zeigt das Ergebnis der vorliegenden Studie, dass mehr als drei Viertel der untersuchten Krankenschwestern angeben, dass sie die Komplikationen bei Stürzen älterer Menschen kennen und über Knochenbrüche berichten. Dieses Ergebnis deckt sich mit der Studie von **Nadia & Permanasari (2018)**, die eine Studie über die "Compliance der Krankenschwester bei der Sturzrisikobewertung als Verfahren der Patientensicherheit" durchführten und berichteten, dass etwa zwei Drittel der untersuchten Krankenschwestern über Komplikationen Bescheid wissen.

Was die Informationen über die Pflege und die Praktiken der untersuchten Krankenschwestern angeht, so zeigt das Ergebnis der aktuellen Studie, dass die meisten von ihnen angeben, dass sie die Sicherheitsvorkehrungen und die grundlegenden Pflegepraktiken kennen und dass sie für eine angemessene Beleuchtung sorgen, um sicher gehen zu können. Außerdem geben die meisten von ihnen an, dass sie die Standardmaßnahmen zur Sturzprävention kennen und dass sie "Risikopatienten" während des Schicht-/Transferberichts informieren. Diese Ergebnisse könnten darauf zurückzuführen sein, dass etwa zwei Drittel der untersuchten Krankenschwestern über mehr als fünf Jahre Erfahrung verfügen. Im Gegensatz dazu steht dieses Ergebnis im Widerspruch zu der Studie von **Adly et al. (2020)** "Assessment of Nurses' Knowledge and Practices Regarding the Application of Safety Standard Precautions" (Bewertung der Kenntnisse und Praktiken von Krankenschwestern in Bezug auf die Anwendung von Standardvorkehrungen zur Sicherheit), die ergab, dass etwa zwei Drittel der untersuchten Krankenschwestern falsche Kenntnisse über die Sicherheitsvorkehrungen und die grundlegende Pflegepraxis hatten.

In Bezug auf die erforderlichen Maßnahmen zur Verhinderung von Stürzen mit hohem Risiko unter den untersuchten Krankenschwestern zeigt das Ergebnis, dass die meisten der untersuchten Krankenschwestern berichten, dass sie wissen, welche Maßnahmen zur Verhinderung von Stürzen mit hohem Risiko erforderlich sind und erwähnen, dass das Nachtlicht eingeschaltet ist. Dieses Ergebnis stimmt mit der Studie von **Onuekwusi, (2021)** mit dem Titel " Nursing Interventions for Reducing Falls Among Older Adults on Polypharmaceutical Agents " überein und kommt zu dem Schluss, dass die meisten der untersuchten Krankenschwestern über ausreichende Kenntnisse in Bezug auf Maßnahmen zur Verhinderung von Stürzen unter älteren Erwachsenen verfügen.

In Bezug auf das Gesamtwissen der untersuchten Krankenschwestern über die Sturzprävention bei älteren Menschen zeigte das Ergebnis der vorliegenden Studie, dass fast zwei Drittel der untersuchten Krankenschwestern über ein gutes Gesamtwissen über die Sturzprävention bei älteren Menschen während des Krankenhausaufenthalts verfügen. Mehr als ein Fünftel von ihnen hat ein durchschnittliches Niveau, während weniger als ein Fünftel ein schlechtes Niveau hat. Dieser Befund könnte darauf zurückzuführen sein, dass die Krankenschwestern im Krankenhaus wirksame Schulungsprogramme zum Thema Stürze erhalten haben und die Mehrheit der untersuchten Krankenschwestern über mehr als fünf Jahre Erfahrung verfügt. Das Ergebnis stimmt mit der Studie von **Horová et al. (2020)** überein, die eine Studie zum Thema "Testen des Wissens von Krankenschwestern und -pflegern über die Sturzprävention" durchführte und feststellte, dass die meisten der untersuchten Krankenschwestern und -pfleger ein gutes Gesamtniveau an Wissen über die Sturzprävention bei älteren Menschen haben. Darüber hinaus stimmt dieses Ergebnis mit der Studie von **Simamora & Siregar (2019)** überein, die eine Studie zum Thema "Kenntnisse des Pflegepersonals über die Prävention des Sturzrisikos von Patienten im Krankenzimmer eines Privatkrankenhauses in Medan" durchführte und zeigte, dass mehr als die Hälfte der untersuchten Krankenschwestern zur Kategorie der guten Kenntnisse gehören.

Teil III. Checkliste für die Praxis der Krankenschwestern:

Das Ergebnis der Studie verdeutlichte, dass die meisten der untersuchten Krankenschwestern berichteten, dass diejenigen, die Schwindel oder Herzklopfen hatten, aber fast drei Viertel von ihnen erwähnten, dass diejenigen, die Hilfsmittel benutzen. Diese Ergebnisse können auf einen Prozess zurückzuführen sein, der sich negativ auf die Gesundheit älterer Menschen auswirkt. Das Ergebnis deckt sich mit der Studie von **Kim, & Jeong, (2015)**, die eine Studie über die "Auswirkungen pflegerischer Maßnahmen zur Sturzprävention bei Krankenhauspatienten" durchführte und nachwies, dass die meisten der untersuchten Krankenschwestern berichteten, dass Patienten, die Schwindel oder Herzklopfen verspürten, ein hohes Risiko hatten, zu stürzen.

Das Ergebnis der vorliegenden Studie zeigt, dass die Mehrheit der untersuchten Krankenschwestern berichtet, dass sie dafür sorgen, dass die Rufanlage in Reichweite ist, das Bett in niedriger Position steht und persönliche Gegenstände in Reichweite sind, während mehr als die Hälfte von ihnen angibt, dass sie nicht dafür sorgen, dass ältere Patientinnen mit Hilfe einer Krankenschwester oder eines Pflegers aus dem Bett bewegt werden. Diese Ergebnisse decken sich mit der von **Innab (2022)** veröffentlichten Studie mit dem Titel "Nurses' perceptions of fall risk factors and fall prevention strategies in acute care settings in Saudi Arabia" (Wahrnehmung von Sturzrisikofaktoren und Strategien zur Sturzprävention in der Akutversorgung in Saudi-Arabien) und zeigten, dass die meisten der untersuchten Krankenschwestern eine gute Praxis in Bezug auf die niedrige Position des Bettes und die Erreichbarkeit von persönlichen Gegenständen hatten.

In Bezug auf die Praxis der untersuchten Krankenschwestern zeigt sich, dass die Mehrheit der untersuchten Krankenschwestern angibt, dass sie das Screening und die Bewertung des Sturzrisikos von

Patienten durchführen und dokumentieren, Stürze dem Arzt melden und die Pflegehelferinnen bei der Anwendung des Sturzes beaufsichtigen. Diese Ergebnisse können auf ein effektives Schulungsprogramm und ihre langjährige Erfahrung (etwa zwei Drittel hatten mehr als fünf Jahre Erfahrung) zurückzuführen sein. Andererseits steht dieses Ergebnis im Widerspruch zu der Studie von **Asiri et al. (2018)**, die eine Studie zum Thema "Sturzpräventionswissen und -praxis bei häuslichen Pflegekräften im südlichen Saudi-Arabien" durchführten und berichteten, dass weniger als die Hälfte der untersuchten Pflegekräfte eine gute und kompetente Praxis in Bezug auf die Dokumentation hatten.

Was die Praxis der untersuchten Pflegekräfte in Bezug auf die Bewertung des Sturzrisikos betrifft, so beinhaltet diese auch eine Bewertung der Medikamente, die das Sturzrisiko und die Mobilität / das Gleichgewicht beeinflussen. Das Ergebnis der vorliegenden Studie zeigt, dass mehr als zwei Drittel von ihnen berichten, dass Antihypertensiva das Sturzrisiko und die Mobilität / das Gleichgewicht beeinflussen, aber mehr als die Hälfte von ihnen erwähnen, dass Diuretika keinen Einfluss haben. Dieses Ergebnis deckt sich mit der Studie von **Michalcova et al. (2020)**, die eine Studie zum Thema "Einbeziehung des medikamentenbedingten Sturzrisikos in das Instrument zur Bewertung des Sturzrisikos in geriatrischen Pflegeeinrichtungen" durchführten und darlegten, dass Antihypertensiva das Sturzrisiko bei älteren Menschen erhöhen.

Was die Gesamtpraktiken der untersuchten Krankenschwestern in Bezug auf die Sturzprävention bei älteren Patientinnen betrifft, so zeigte das Ergebnis der aktuellen Studie, dass weniger als zwei Drittel der untersuchten Krankenschwestern in Bezug auf die Sturzprävention bei älteren Patientinnen kompetent sind, aber fast zwei Fünftel von ihnen inkompetent sind. Dieses Ergebnis könnte darauf zurückzuführen sein, dass krankenhausbasierte Programme, die sich auf die Kultur der Patientensicherheit konzentrieren, ebenfalls entscheidend sind, um die Sicherheit der Patienten zu fördern. Es wird auch empfohlen, dass Patienten mit hohem Sturzrisiko von erfahrenen Pflegekräften betreut werden sollten, die über erweiterte Kenntnisse in der Sturzprävention verfügen. Dieses Ergebnis stimmt mit der Studie von **Ganabathi et al. (2017)** überein, die eine Studie über "Wissen, Einstellung und Praxis der Krankenschwestern zur Sturzprävention im King Abdul Aziz Hospital, Königreich Saudi-Arabien" durchführte und zeigte, dass die Mehrheit der untersuchten Krankenschwestern eine gute Praxis und nur ein geringer Prozentsatz eine schlechte Praxis hat. Andererseits stimmt dieses Ergebnis nicht mit der Studie von **Negash (2022)** überein, der eine Studie mit dem Titel "Assessment of self-reported practice of nurses towards fall prevention and its associated factors in an Ethiopian hospital" durchgeführt hat.

Teil IV. Beziehung zwischen den untersuchten Variablen

Die vorliegende Studie hat gezeigt, dass ein hochgradig statistisch signifikanter Zusammenhang zwischen dem Gesamtwissen der untersuchten Krankenschwestern über die Sturzprävention bei älteren Menschen während des Krankenhausaufenthalts und ihrem Alter, ihrem Bildungsabschluss, ihren Erfahrungsjahren und ihrer Ausbildung besteht. Es besteht kein statistisch signifikanter Zusammenhang mit ihrem Geschlecht. Dieser Befund könnte darauf zurückzuführen sein, dass die meisten der untersuchten Krankenschwestern weiblich waren. Dieses Ergebnis stimmt mit der Studie von **Bhardwaj & Chugh (2021)** überein, die eine Studie über die "Wirksamkeit eines Sturzpräventionsprogramms auf das Wissen und die Sturzpräventionspraktiken von Krankenschwestern" durchführten und zeigten, dass kein Zusammenhang zwischen dem Wissen über Stürze und dem Geschlecht besteht. Im Gegensatz dazu steht dieses Ergebnis im Widerspruch zur Studie von **Cho & Jang (2020)**, die eine Studie über "Wissen, Einstellung und Sturzpräventionspraktiken von Krankenschwestern in südkoreanischen Krankenhäusern" durchführten und berichteten, dass kein statistisch signifikanter Zusammenhang zwischen dem Gesamtwissen der untersuchten Krankenschwestern und ihrem Alter, ihrem Bildungsabschluss, ihren Erfahrungsjahren und ihrer Ausbildung besteht.

Was den Zusammenhang zwischen den soziodemografischen Merkmalen der untersuchten Krankenschwestern und ihrer Gesamtpraxis bei der Sturzprävention bei älteren Patientinnen betrifft, so ergab die aktuelle Studie, dass ein hochgradig statistisch signifikanter Zusammenhang zwischen der Gesamtpraxis der untersuchten Krankenschwestern bei der Sturzprävention bei älteren Frauen während des Krankenhausaufenthalts und ihrem Bildungsabschluss, ihrer langjährigen Erfahrung und ihrer Ausbildung besteht. Diese Ergebnisse könnten darauf zurückzuführen sein, dass Krankenschwestern mit höherem Bildungsniveau häufig eine gründlichere Ausbildung in klinischen Fähigkeiten, Bewertungstechniken und evidenzbasierten Praktiken erhalten. Dadurch verfügen sie über ein breiteres Spektrum an Fähigkeiten, um komplexe medizinische Situationen effektiv zu bewältigen. Dieses Ergebnis deckt sich mit der Studie von **Kim & Seo (2017)**, die eine Studie zum Thema "Geriatric hospital nurses' knowledge, attitude toward falls, and fall prevention activities" durchführten und berichteten, dass ein statistisch signifikanter Zusammenhang zwischen der Gesamtpraxis der untersuchten Krankenschwestern in Bezug auf die Sturzprävention bei älteren Menschen und ihrem Alter, ihrem Geschlecht, ihrem Bildungsabschluss, ihrer langjährigen Erfahrung und ihrer Ausbildung besteht.

Teil V: Korrelation zwischen den untersuchten Variablen:

In der vorliegenden Studie wurde festgestellt, dass es eine hochsignifikante positive Korrelation zwischen der Gesamtpraxis und dem Gesamtwissen der untersuchten Krankenschwestern gibt. Aus der Sicht der Forscher können diese Ergebnisse darauf zurückgeführt werden, dass die Krankenschwestern durch den erhöhten Wissensstand ein umfassenderes Verständnis für Stürze, deren Risiken und die Bedeutung der Aufrechterhaltung der Patientensicherheit erlangten, was sich auf ihre

Verhaltensmuster auswirkte und ihre Praxis positiv beeinflusste. Dieses Ergebnis stimmt mit der Studie von **Han et al. (2020) überein**, die zeigte, dass ein starker positiver Zusammenhang zwischen dem Gesamtwissen über Stürze und der Gesamtpraxis bestand. Dieses Ergebnis stimmt auch mit der Studie von **King et al. (2018)** mit dem Titel "Impact of fall prevention on nurses and care of fall risk patients" überein, die dasselbe Ergebnis zeigte.

KAPITEL 7: FAZIT

Fazit

Aus der aktuellen Studie lässt sich schließen, dass etwa die Hälfte der untersuchten Krankenschwestern zwischen dreißig und fünfundvierzig Jahre alt war, mehr als drei Viertel von ihnen männlich waren, fast die Hälfte von ihnen einen Diplomabschluss in Krankenpflege hatte und zwischen fünf und zehn Jahren Erfahrung besaß und mehr als die Hälfte von ihnen keine Schulungen zur Sturzprävention besucht hatte.

Fast zwei Drittel der untersuchten Krankenschwestern verfügten über einen guten Kenntnisstand in Bezug auf die Sturzprävention bei älteren Menschen während eines Krankenhausaufenthalts. Mehr als ein Fünftel von ihnen hatte ein durchschnittliches Niveau, während weniger als ein Fünftel von ihnen ein schlechtes Niveau hatte. Außerdem waren weniger als zwei Drittel von ihnen kompetent in der Sturzprävention bei älteren Patientinnen, aber fast zwei Fünftel von ihnen waren inkompetent.

KAPITEL 8: EMPFEHLUNG

Empfehlungen

Auf der Grundlage der Ergebnisse der Studie wurden die folgenden Empfehlungen ausgesprochen:

1. Ermutigen Sie das Pflegepersonal, evidenzbasierte Praktiken in ihre tägliche Routine zu integrieren, indem Sie sich über die neuesten Forschungsergebnisse und Richtlinien zur Sturzprävention bei älteren Patienten auf dem Laufenden halten.
2. Organisieren Sie Workshops zur Verbesserung der Fähigkeiten und praktische Schulungen, die praktische Erfahrungen bei der Bewertung des Sturzrisikos, der Umsetzung von Präventionsmaßnahmen und der effektiven Reaktion auf Sturzunfälle vermitteln.
3. Fördern Sie die Zusammenarbeit zwischen Krankenpflegern, Ärzten, Physiotherapeuten und anderen Fachleuten des Gesundheitswesens, um gemeinsam Sturzprävention zu betreiben.
4. Führen Sie routinemäßige Audits zur Sturzprävention durch und geben Sie dem Pflegepersonal und den Gesundheitsteams Feedback.
5. Weitere Studien sollten durchgeführt werden, um die Kombination von Faktoren zu identifizieren und zu verstehen, die zu erfolgreichen Strategien zur Sturzprävention auf der Ebene der Station führen.
6. Diese Studie könnte an einer größeren Stichprobe von Krankenschwestern und in verschiedenen Umgebungen

wiederholt werden, um die Ergebnisse zu verallgemeinern.

KAPITEL 9: ZUSAMMENFASSUNG

Zusammenfassung

Das Alter ist ein wichtiger Risikofaktor für Stürze. Die Prävalenz von Stürzen ist bei älteren Frauen im Alter von über 80 Jahren deutlich höher als bei Frauen im Alter von über 65 Jahren, nämlich die Hälfte bzw. ein Drittel **(WHO, 2018)**. Frauen sind anfälliger für sturzbedingte Folgen, da sie im Laufe ihres Lebens eine geringere Muskelkraft aufweisen als Männer. Ältere erwachsene Frauen können auch eine Angst vor Stürzen entwickeln, die zu einer Einschränkung der Aktivitäten, sozialer Isolation und einer Verringerung der Lebensqualität führt **(Gadelha, et al., 2020)**.

Das Pflegepersonal spielt eine wichtige Rolle, wenn es darum geht, die Sicherheit der Patienten in Langzeitpflegeeinrichtungen zu gewährleisten, indem es evidenzbasierte Maßnahmen zur Sturzprävention durchführt. Zu diesen Maßnahmen gehört die stündliche Visite, bei der die Pflegekräfte über die Bedürfnisse der Patienten informiert werden. Diese Initiative wird das Pflegepersonal über die Risikofaktoren für Stürze und entsprechende Präventionsstrategien aufklären **(Odenigbo, 2020)**.

Ziel der Studie:

Ziel dieser Studie war es, das Wissen und die Praxis des Pflegepersonals zur Reduzierung von Stürzen bei älteren erwachsenen Frauen zu bewerten.

Forschungsfrage:

Wie hoch ist das Wissen der Krankenschwestern und ihre Praktiken zur Reduzierung von Stürzen bei älteren erwachsenen Frauen im Beni-Suef Universitätskrankenhaus?

Forschungsdesign:

Für die Durchführung dieser Studie wurde ein deskriptives, exploratives Design verwendet.

Studieneinstellungen:

Die vorliegende Studie wurde in den verschiedenen Abteilungen des Universitätskrankenhauses von Beni-Suef durchgeführt.

Themen:

Eine deskriptive Querschnittsstichprobe aus 100 Krankenschwestern und -pflegern (männlich und weiblich), die Patienten im Rahmen der direkten Patientenversorgung betreuten.

Instrumente der Datenerhebung:

In dieser Studie wurden vier Instrumente verwendet, die wie folgt klassifiziert wurden:

1st Werkzeug: Selbstverwalteter Fragebogen:

Es besteht aus:

Teil I: Persönliche Merkmale der Krankenschwestern wie Alter, Geschlecht, Bildungsstand, Berufserfahrung und Ausbildung.

Teil II: Wissensbewertungsbogen, er enthielt 22 Fragen wie: Kennen Sie die Definition von Stürzen, kennen Sie das zugelassene Instrument zur Bewertung des Sturzrisikos, die Messrate, Risiken und Vorbeugung von Stürzen, das Sturzrisiko, Medikamente im Zusammenhang mit Stürzen und die schädlichen Auswirkungen und Komplikationen, die sich aus Stürzen für ältere Menschen ergeben...usw.

Teil III: Checkliste für die Praxis des Pflegepersonals: Sie umfasste drei Bereiche: Screening des Sturzrisikos für ältere Menschen (5 Punkte), umfassende Bewertung des Sturzrisikos (28 Punkte) und Bewertung des Sturzrisikos einschließlich der Bewertung von Medikamenten, die das Sturzrisiko und die Mobilität/Gleichgewicht beeinflussen (12 Punkte).

Teil IV: Die Verwendung weiterer Instrumente auf der Grundlage dieses Scores wird Maßnahmen zur Sturzprävention einleiten. Er umfasste sechs Punkte wie Sturzanamnese, Nebendiagnose, ambulante Hilfsmittel und angelegte Infusionsleitung, Gangart/Transfer und mentaler Status.

Inhaltliche Gültigkeit:
- Gültigkeit: Sie wurde von einer Gruppe von Experten im Bereich der gemeindenahen Gesundheitspflege (5) geprüft. Sie haben ihre Meinung

zu Format, Layout, Konsistenz, Genauigkeit und Relevanz der Instrumente eingeholt.

Verlässlichkeit:

- Reliabilitätsanalyse durch Messung der internen Konsistenz des Instruments mittels Cronbachs Alpha-Test.

Artikel	Cronbach alpha
Bewertungsbogen für Wissen	0.824 "gut"
Checkliste für die Praxis der Krankenschwestern	0.819 "gut"
Die Verwendung von mehr Hilfsmitteln auf der Grundlage dieses Scores wird Maßnahmen zur Sturzprävention einleiten	0.837 "gut"

Die Ergebnisse lassen sich wie folgt zusammenfassen:

Was die soziodemografischen Merkmale der untersuchten Krankenschwestern betrifft, so waren 48,0% von ihnen zwischen 30 und weniger als 45 Jahre alt, mit einem Durchschnittsalter von 35,24±1,02 Jahren. Darüber hinaus waren 77,0% von ihnen weiblich. Außerdem hatten 43,0% von ihnen ein Diplom in Krankenpflege. Was ihre Berufserfahrung anbelangt, so hatten 49,0% von ihnen zwischen 5 und weniger als 10 Jahre Erfahrung mit einem Mittelwert von 7,94±0,25 Jahren. Außerdem hatten 57,0% von ihnen keine Ausbildung.

Was das Gesamtwissen der untersuchten Krankenschwestern über die Sturzprävention bei älteren

Menschen während eines Krankenhausaufenthalts betrifft, so hatten 62,0% von ihnen ein gutes Gesamtniveau an Wissen über die Sturzprävention bei älteren Menschen während eines Krankenhausaufenthalts. Außerdem hatten 21,0% von ihnen ein durchschnittliches Niveau, während 17,0% von ihnen ein schlechtes Niveau hatten. Was die Gesamtpraxis der untersuchten Krankenschwestern bei der Sturzprävention bei älteren Patientinnen angeht, so waren 61,0% von ihnen kompetent, aber 39,0% von ihnen inkompetent.

Was die Beziehung zwischen den soziodemographischen Merkmalen der untersuchten Krankenschwestern und ihrem Gesamtwissen über die Sturzprävention bei älteren Menschen während des Krankenhausaufenthalts betrifft, so bestand ein hochgradig statistisch signifikanter Zusammenhang mit dem Alter, dem Bildungsabschluss, den Erfahrungsjahren und der Ausbildung (p=0,003, p=0,005, p=0,002, p=0,008).

Was die Beziehung zwischen den soziodemographischen Merkmalen der untersuchten Krankenschwestern und ihrer Gesamtpraxis bei der Sturzprävention bei älteren Patientinnen betrifft, so gab es einen hochgradig statistisch signifikanten Zusammenhang mit ihrem Bildungsabschluss, ihrer langjährigen Erfahrung und ihrer Ausbildung mit (p=0,000, p=0,002, p=0,000). Ebenso wurde ein statistisch signifikanter Zusammenhang mit dem Alter und dem Geschlecht festgestellt (p=0,015, p=0,012). Außerdem gab es eine hochsignifikante positive Korrelation zwischen der Gesamtpraxis und dem Gesamtwissen der untersuchten Krankenschwestern.

KAPITEL 10: REFERENZEN

Referenzen

Abd-Elraziek, E., Mahmoud, S., & Abd El-Fatah, S. (2021). Otago Exercise Program (OEP): Eine goldene Technik zur Verbesserung des Gesundheitszustands und des Sturzrisikos bei älteren Erwachsenen mit chronischen Krankheiten. *Egyptian Journal of Health Care, 12*(1), 84-104.

Adetuyi, B. O., Adebayo, P. F., Olajide, P. A., Atanda, O. O., & Oloke, J. K. (2022). Die Beteiligung freier Radikale an der Alterung der Hautmembran. *World News of Natural Sciences, 43*, 11-37.

Adly, R. M., Ismail, S. S., & Saleh, S. M. A. (2020). Assessment of Nurses' Knowledge and Practices Regarding the Application of Safety Standard Precautions. international Journal of Novel Research in Healthcare and Nursing Vol. 7, Issue 3, pp: 524-543

Al Nahian, M. J., Ghosh, T., Al Banna, M. H., Aseeri, M. A., Uddin, M. N., Ahmed, M. R., ... & Kaiser, M. S. (2021). Towards an accelerometer-based elderly fall detection system using cross-disciplinary time series features. IEEE Access, 9, 39413-39431.

Albasha, N., Ahern, L., O'Mahony, L., McCullagh, R., Cornally, N., McHugh, S., & Timmons, S. (2023). Implementierungsstrategien zur Unterstützung von Maßnahmen zur Sturzprävention in

Langzeitpflegeeinrichtungen für ältere Menschen: eine systematische Überprüfung. *BMC Geriatrics*, *23*(1), 47.

Amarya, S., Singh, K., & Sabharwal, M. (2018). Alterungsprozess und physiologische Veränderungen. In Gerontologie. IntechOpen.

Amoah, P. A., & Phillips, D. R. (2020). Ländliche Alterung in Ländern mit niedrigem und mittlerem Einkommen. In *Rural Gerontology* (pp. 79-92). Routledge.

Appeadu, M. K., & Bordoni, B. (2022). Stürze und Sturzprävention bei älteren Menschen. In StatPearls [Internet]. StatPearls Publishing.

Arslan, Ö., & Tosun, Z. (2022). Vergleich der psychometrischen Eigenschaften von drei häufig verwendeten Instrumenten zur Bewertung des Sturzrisikos: eine prospektive Beobachtungsstudie bei Schlaganfallpatienten. *Themen der Schlaganfall-Rehabilitation*, *29*(6), 430-437.

Asiri, F., ALMohiza, M. A., Faia Aseeri, M., Mehtab Alam, M., Ataalla, S. M., Alqahtani, M., & Alshahrani, A. (2018). Wissen und Verhaltensmuster zur Sturzprävention bei häuslichem Pflegepersonal im Süden Saudi-Arabiens: eine Beobachtungsstudie. Journal of international medical research, 46(12), 5062-5073.

Ba, H. M., Maasalu, K., & Duy, B. H. (2022). Reducing Falls among Asian Community-dwelling Older People through Fall

Prevention Programs: An Integrative Review. *Pacific Rim International Journal of Nursing Research*, *26*(4), 658-673.

Băjenaru, L., Marinescu, I. A., Dobre, C., Drăghici, R., Herghelegiu, A. M., & Rusu, A. (2020). Identifizierung des Bedarfs älterer Menschen an personalisierten Hilfsmitteln im rumänischen Gesundheitssystem. Studies in Informatics and Control, 29(3), 363-372.

Baker, J., de Laat, D., Kruger, E., McRae, S., Trung, S., Zottola, C., & Hunter, S. W. (2022). Verlässliche und valide Messgrößen für die klinische Beurteilung von Gleichgewicht und Gang bei älteren Erwachsenen mit Demenz: eine systematische Übersicht. *Europäische Zeitschrift für Physiotherapie*, *24*(2), 85-96.

Baniasadi, T. (2023). Risikofaktoren im Zusammenhang mit Stürzen bei älteren Erwachsenen mit Demenz und Alzheimer-Erkrankungen bei älteren Erwachsenen in den Vereinigten Staaten. medRxiv, 2023-01.

Bataineh, Y. A., Aga, Q. A. A. K., & Hasan, M. K. (2020). Evaluation of Polypharmacy Protocol for Elderly in Middle East. *Systematic Reviews in Pharmacy*, *11*(3).

Beauchamp, M. K. (2020). Beeinträchtigung des Gleichgewichts. In *Pulmonary Rehabilitation* (S. 145-152). Taylor & Francis Group, 6000 Broken Sound Parkway NW, Suite 300, Boca Raton, FL 33487-2742: CRC Press.

Beck Jepsen, D., Robinson, K., Ogliari, G., Montero-Odasso, M., Kamkar, N., Ryg, J., & Masud, T. (2022). Vorhersage von Stürzen bei älteren Erwachsenen: ein Überblick über Instrumente zur Bewertung von Gang, Gleichgewicht und funktioneller Mobilität. *BMC Geriatrics, 22*(1), 1-27.

Bhardwaj, A., & Chugh, D. (2021). Die Wirksamkeit eines Sturzpräventionsprogramms auf das Wissen und die Praktiken der Krankenschwestern zur Sturzprävention. *Manipal Journal of Nursing and Health Sciences, 7*(2), 3.

Bhasin, S., Gill, T. M., Reuben, D. B., Latham, N. K., Ganz, D. A., Greene, E. J., ... & Peduzzi, P. (2020). Eine randomisierte Studie über eine multifaktorielle Strategie zur Vermeidung schwerer Sturzverletzungen. *New England Journal of Medicine, 383*(2), 129-140.

Brandão, M. A. G., Barros, A. L. B. L. D., Caniçali, C., Bispo, G. S., & Lopes, R. O. P. (2019). Pflegetheorien in der konzeptionellen Erweiterung der guten Praxis in der Pflege. Revista Brasileira de Enfermagem, 72, 577-581.

Buková, A., Kováčiková, Z., Sarvestan, J., Neumannová, K., Pecho, J., & Zemková, E. (2023). Fortschreitendes Alter ist mit einer stärker beeinträchtigten mediolateralen Gleichgewichtskontrolle nach einer Step-Down-Aufgabe verbunden. *Gait & Posture, 100*, 165-170.

Bullard, T., Ji, M., An, R., Trinh, L., Mackenzie, M., & Mullen, S. P. (2019). Eine systematische Überprüfung und Meta-Analyse der Einhaltung von Maßnahmen zur körperlichen Betätigung bei drei chronischen Erkrankungen: Krebs, Herz-Kreislauf-Erkrankungen und Diabetes. *BMC Public Health*, *19*(1), 1-11.

Campani, D., Caristia, S., Amariglio, A., Piscone, S., Ferrara, L. I., Barisone, M., ... & IPEST Working Group. (2021). Änderung der häuslichen und umweltbedingten Gefahren zur Sturzprävention bei älteren Menschen. Öffentliche Gesundheitspflege (Boston, Mass.), 38(3), 493.

Campbell, L. A., Harmon, M. J., Joyce, B. L., & Little, S. H. (2020). Quad Council Coalition community/public health nursing competencies: Konsensbildung durch Zusammenarbeit. Public Health Nursing, 37(1), 96-112.

Carrasco, C., Tomas-Carus, P., Bravo, J., Pereira, C., & Mendes, F. (2020). Verständnis der Risikofaktoren für Stürze bei in der Gemeinschaft lebenden älteren Erwachsenen: A cross-sectional study. *International journal of older people nursing*, *15*(1), e12294.

Centers for Disease Control and Prevention. (2020). STEADI - Sturzprävention für ältere Erwachsene: Ressourcen für Patienten und Betreuer. Verfügbar unter

CH, S., & Kumari RA, G. S. (2023). Einfluss von Einsamkeit auf Depressionen bei älteren Menschen in Chennai. *Indian Journal of Gerontology*, *37*(3).

Chandrasekaran, S., Hibino, H., Gorniak, S. L., Layne, C. S., & Johnston, C. A. (2021). Angst vor dem Sturz: ein bedeutendes

Hindernis bei Ansätzen zur Sturzprävention. *American Journal of Lifestyle Medicine, 15*(6), 598-601.

Changbanchong, T., & Thamchuto, W. (2022). Die Wirksamkeit des Übungsprogramms zur Förderung der Gesundheit älterer Menschen mit 5 Stärken. *Journal of Academic and Innovation in Social, 4*(1), 31-42.

Chen, Y., Zhang, Y., Guo, Z., Bao, D., & Zhou, J. (2021). Vergleich zwischen den Auswirkungen von Exergame-Interventionen und traditionellem körperlichen Training auf die Verbesserung des Gleichgewichts und die Sturzprävention bei gesunden älteren Erwachsenen: eine systematische Überprüfung und Meta-Analyse. *Journal of Neuroengineering and Rehabilitation, 18*(1), 1-17.

Chidume, T. (2021). Förderung der Aufklärung und des Bewusstseins für die Sturzprävention bei älteren Menschen in einem kommunalen Umfeld: Eine von Krankenschwestern geleitete Intervention. *Angewandte Pflegeforschung, 57*, 151392.

Chinh, N. T. M., Ngoc, P. T. B., Loi, N. M., Hang, D. T. T., Huy, D. T. N., & Van Tung, P. (2021). Vertiefende Analyse zur Prävention des Sturzrisikos mit Wissen und Praktiken von Krankenschwestern und Krankenpflegern. *Sys Rev Pharm, 12*(3), 308-313.

Cho, M. Y., & Jang, S. J. (2020). Wissen, Einstellung und Sturzpräventionspraktiken von Krankenschwestern in südkoreanischen Krankenhäusern: eine Querschnittserhebung. BMC Nursing, 19(1), 1-8.

Choi, W. J. (2022). Aktuelle Erkenntnisse und Technologien zur Prävention von sturzbedingten Hüftfrakturen bei älteren Erwachsenen. *Phys Ther, 28*(3), 161-167.

Cristina, N. M., & Lucia, D. A. (2021). Ernährung und gesundes Altern: Prävention und Behandlung von Magen-Darm-Erkrankungen. *Nutrients, 13*(12), 4337.

Cruz, A. D. O., Santana, S. M. M., Costa, C. M., Gomes da Costa, L. V., & Ferraz, D. D. (2020). Prävalenz von Stürzen bei gebrechlichen älteren Nutzern von ambulanten Hilfsmitteln: eine vergleichende Studie. *Behinderung und Rehabilitation: Assistive Technology, 15*(5), 510-514.

Cuevas-Trisan, R. (2019). Gleichgewichtsprobleme und Sturzrisiko bei älteren Menschen. *Kliniken für geriatrische Medizin, 35*(2), 173-183.

Curtis, D. A., Lin, G. H., Rajendran, Y., Gessese, T., Suryadevara, J., & Kapila, Y. L. (2021). Überlegungen zur Behandlungsplanung bei älteren Erwachsenen mit Parodontalerkrankungen. *Parodontologie 2000, 87*(1), 157-165.

Dahlke, S. A., Hunter, K. F., & Negrin, K. (2019). Pflegepraxis mit hospitalisierten älteren Menschen: Sicherheit und Schaden. *International Journal of Older People Nursing,* **14**(1), e12220. https://doi.org/10.1111/opn.12220

Dautzenberg, L., Beglinger, S., Tsokani, S., Zevgiti, S., Raijmann, R. C., Rodondi, N., ... & Koek, H. L. (2021). Interventionen zur Verhinderung von Stürzen und sturzbedingten Frakturen bei in der Gemeinschaft lebenden älteren Erwachsenen: Eine systematische Überprüfung und Netzwerk-Meta-Analyse. *Journal of the American Geriatrics Society, 69*(10), 2973-2984.

Dautzenberg, L., Beglinger, S., Tsokani, S., Zevgiti, S., Raijmann, R. C., Rodondi, N., & Koek, H. L. (2021). Interventionen zur Verhinderung von Stürzen und sturzbedingten Frakturen bei in der Gemeinschaft lebenden älteren Erwachsenen: Eine systematische Überprüfung und Netzwerk-Meta-Analyse. *Journal of the American Geriatrics Society, 69*(10), 2973-2984.

De La Cuesta-Benjumea, C., Lidón-Cerezuela, B., Abad-Corpa, E., Meseguer-Liza, C., & Arredondo-González, C. P. (2021). Verwalten und Kontrolle behalten: Eine qualitative Synthese von Strategien des Pflege- und Betreuungspersonals zur Sturzprävention bei älteren Menschen. *Journal of advanced nursing, 77*(7), 3008-3019.

de Oliveira, S. L. F., de Jesus Francisco, T., Santos, H. M., Cesar, A. N., & de Lima, P. R. (2019). Fatores de risco para quedas em idosos no domicilio: um olhar para a prevenção/Risk factors for falls in elderly homes: a look at prevention. *Brazilian Journal of Health Review, 2*(3), 1568-1595.

Delle Fave, A., Bassi, M., Boccaletti, E. S., Roncaglione, C., Bernardelli, G., & Mari, D. (2018). Förderung des Wohlbefindens im Alter: Der psychologische Nutzen von zwei

Trainingsprogrammen für angepasste körperliche Aktivität. Frontiers in Psychology, 9, 828.

Denfeld, Q. E., Turrise, S., MacLaughlin, E. J., Chang, P. S., Clair, W. K., Lewis, E. F., & American Heart Association Cardiovascular Disease in Older Populations Committee of the Council on Clinical Cardiology and Council on Cardiovascular and Stroke Nursing; Council on Lifestyle and Cardiometabolic Health; and Stroke Council. (2022). Sturzprävention und -management bei Erwachsenen mit Herz-Kreislauf-Erkrankungen: Eine wissenschaftliche Erklärung der American Heart Association. *Circulation: Cardiovascular Quality and Outcomes, 15*(6), e000108.

Dennis, E. A. (2021). Increasing Fall Awareness Through Nursing Staff Education (Dissertation, Walden University).

Diao, Y., Lou, N., Liang, S., Zhang, Y., Ning, Y., Li, G., & Zhao, G. (2021). Ein neuartiges, an die Umgebung angepasstes zeitgesteuertes Aufsteh- und Geh-Test-System zur Bewertung des Sturzrisikos mit tragbaren Trägheitssensoren. *IEEE Sensors Journal, 21*(16), 18287-18297.

Dolezel, J., Zelenikova, R., Finotto, S., Mecugni, D., Patelarou, A., Panczyk, M., ... & Jarosova, D. (2021). Kernkompetenzen für evidenzbasierte Praxis und Lernergebnisse für europäische Krankenschwestern und Krankenpfleger: Konsenserklärungen. Worldviews on Evidence-Based Nursing, 18(3), 226-233.

Dourado Júnior, F. W., Moreira, A. C. A., Salles, D. L., & Silva, M. A. M. D. (2022). Interventionen zur Sturzprävention bei älteren Erwachsenen in der Primärversorgung: eine systematische Übersicht. *Acta Paulista de Enfermagem, 35*.

Duc, M., Mittaz Hager, A. G., Zemp, D., Roulet, G., Bridel, A., & Hilfiker, R. (2022). Aktuelle Praktiken von Physiotherapeuten in der Schweiz in Bezug auf die Bewertung des Sturzrisikos bei in der Gemeinschaft lebenden älteren Erwachsenen: Eine nationale Querschnittserhebung. *F1000Research, 11*, 513.

Duhn, L., Godfrey, C., & Medves, J. (2020). Scoping review of patients' attitudes about their role and behaviours to ensure safe care at the direct care level. *Gesundheitserwartungen, 23*(5), 979-991.

Dumitrache, C. G., Rubio, L., & Cordón-Pozo, E. (2019). Erfolgreiches Altern bei spanischen älteren Erwachsenen: die Rolle psychosozialer Ressourcen. International Psychogeriatric, 31(2), 181-191.

EKONG, U. B., & EYO, E. B. (2023). Bewertung der familientherapeutischen Intervention und der Gesundheit älterer Menschen: Implikationen, Kampagne und Initiativen. *International Journal of Eminent Scholars*, (9) 1, 2659-1057.

Elbasiony, A., Basal, A. E., Tag El-din, E. L., & ShabanAysha, Z. M. (2021). Auswirkung der Umsetzung von Strategien zur Sturzprävention auf die Leistung der Krankenschwestern auf der Intensivstation für neurologische Erkrankungen. Tanta Scientific Nursing Journal, 23(4), 9-29.

Esechie, A., Bhardwaj, A., Masel, T., & Raji, M. (2019). Neurokognitive Folgeerscheinungen von Brandverletzungen bei älteren Menschen. *Journal of Clinical Neuroscience, 59*, 1-5.

Figueiredo, A. E. B., Ceccon, R. F., & Figueiredo, J. H. C. (2021). Chronische, nicht übertragbare Krankheiten und ihre Auswirkungen auf das Leben von abhängigen älteren Menschen. *Ciencia & saude coletiva, 26*, 77-88.

Forlenza, O. V., & Vallada, H. (2018). Spiritualität, Gesundheit und Wohlbefinden bei älteren Menschen. *International Psychogeriatrics, 30*(12), 1741-1742.

Fragala, M. S., Cadore, E. L., Dorgo, S., Izquierdo, M., Kraemer, W. J., Peterson, M. D., & Ryan, E. D. (2019). Widerstandstraining für ältere Erwachsene: Positionserklärung der National Strength and Conditioning Association. *The Journal of Strength & Conditioning Research, 33*(8).

Fukada, M. (2018). Pflegekompetenzen: Definition, Struktur und Entwicklung. *Yonago acta medica, 61*(1), 001-007.

Fulmer, T., Mate, K. S., & Berman, A. (2019). Die Notwendigkeit eines altersfreundlichen Gesundheitssystems. *Journal of the American Geriatrics Society, 66*(1), 22-24.

Ganabathi, M., Mariappan, U., & Mustafa, H. (2017). Wissen, Einstellung und Praxis der Krankenschwestern zur Sturzprävention im King Abdul Aziz Hospital, Königreich Saudi-Arabien. Nur Primary Care, 1(5), 1-6.

Ganz, D. A., & Latham, N. K. (2020). Prävention von Stürzen bei in der Gemeinschaft lebenden älteren Erwachsenen. *New England Journal of Medicine, 382*(8), 734-743.

Guan, L., Liu, Q., Chen, D., Chen, C., & Wang, Z. (2022). Schwerhörigkeit, Depression und Inanspruchnahme medizinischer Leistungen bei älteren Erwachsenen: Erkenntnisse aus China. *Public Health, 205*, 122-129.

Gulia, K. K., & Kumar, V. M. (2018). Schlafstörungen bei älteren Menschen: eine wachsende Herausforderung. Psychogeriatrie, 18(3), 155-165.

Gupta, S. (2019). Wissen von Krankenschwestern über Sturzprävention im Krankenhaus

Ha, V. T., Nguyen, T. N., Nguyen, T. X., Nguyen, H. T. T., Nguyen, T. T. H., Nguyen, A. T., Pham, T., & Vu, H. T. T. (2021). Prävalenz und Faktoren im Zusammenhang mit Stürzen bei älteren ambulanten Patienten. *International journal of environmental research and public health, 18*(8), 4041. https://doi.org/10.3390/ijerph18084041

Habiballa, L., Salmonowicz, H., & Passos, J. F. (2019). Mitochondrien und zelluläre Seneszenz: Implikationen für die muskuloskelettale Alterung. Freie Radikale Biologie und Medizin, 132, 3-10.

Haider, S., Grabovac, I., & Dorner, T. E. (2019). Auswirkungen von Maßnahmen zur körperlichen Betätigung bei gebrechlichen und vorgebrechlichen, in der Gemeinschaft lebenden Menschen auf den Gebrechlichkeitsstatus, die Muskelkraft, die körperliche Leistungsfähigkeit und die Muskelmasse - eine Übersichtsarbeit. *Wiener klinische Wochenschrift, 131*, 244-254.

Halim, A. A., Anas, N., Azmi, A. S., Mohamed, A., Yusoff, A. M. S., Zulkipli, S. N., ... & Noor, A. N. M. R. (2021). Die Wahrnehmung der islamischen Website zur Altenpflege durch Studenten.

Halvachizadeh, S., Hierholzer, C., & Pape, H. C. (2022). Sturzprävention durch selbstverwaltetes Scoring. In *Senior Trauma Patients: An Integrated Approach* (S. 101-105). Cham: Springer International Publishing.

Han, Y. H., Kim, H. Y., & Hong, H. S. (2020). Die Auswirkung von Wissen und Einstellung auf Sturzpräventionsmaßnahmen bei Pflegepersonal in Langzeitkrankenhäusern. Open Journal of Nursing, 10(07), 676.

Hendrich, A. L., Bufalino, A., & Groves, C. (2020). Validierung des Hendrich II Sturzrisikomodells: Das Gebot, veränderbare Risikofaktoren zu reduzieren. *Angewandte Pflegeforschung, 53*, 151243.

Horová, J., Brabcová, I., & Krocová, J. (2020). Prüfung des Wissens von Krankenschwestern und Krankenpflegern über die Sturzprävention. Journal of Nursing, Social Studies, Public Health and Rehabilitation, Band 11, Ausgabe: 3-4. https://www.cdc.gov/steadi/steadi-rx.html (2022, Datum des letzten Zugriffs).

Hu, B., Rodrigues, R., Wittenberg, R., & Rhee, Y. (2023). Langzeitpflege für ältere Menschen: Eine globale Perspektive. *Frontiers in Public Health, 11*, 1178397.

Ie, K., Chou, E., Boyce, R. D., & Albert, S. M. (2021). Das Sturzrisiko erhöhende Medikamente, Polypharmazie und Stürze bei älteren Erwachsenen mit geringem Einkommen, die in einer Gemeinschaft leben. Innovation in Aging, 5(1), igab001.

Ikhioya, G. O. (2019). Altern, Wellness und Gesundheit: Is Every Other Person Different. 1 (2), 80-84

Innab, A. M. (2022). Die Wahrnehmung von Sturzrisikofaktoren und Strategien zur Sturzprävention in der Akutpflege in Saudi-Arabien durch das Pflegepersonal. Krankenpflege offen, 9(2), 1362-1369.

Izquierdo, M., Merchant, R. A., Morley, J. E., Anker, S. D., Aprahamian, I., Arai, H., & Singh, M. F. (2021). Internationale Bewegungsempfehlungen für ältere Erwachsene (ICFSR): Expertenkonsens-Leitlinien. *The journal of nutrition, health & aging, 25*(7), 824-853.

James, K. M., Ravikumar, D., Myneni, S., Sivagnanam, P., Chellapandian, P., Manickaraj, R. G. J., ... & Surapaneni, K. M. (2022). Wissen, Einstellungen zu Stürzen und Bewusstsein für die Risikofaktoren von Stürzen bei Krankenhauspatienten unter den Krankenschwestern und -pflegern, die in Tertiärkrankenhäusern arbeiten .AIMS Medical Science, 9(2): 304-321.

Joseph, A., Kumar, D., & Bagavandas, M. (2019). Ein Überblick über die Epidemiologie von Stürzen bei älteren Menschen in Indien. Indian journal of community medicine: official publication of Indian Association of Preventive & Social Medicine, 44(2), 166.

Kallergi, E., & Nikoletopoulou, V. (2021). Makroautophagie und normale Alterung des Nervensystems: Lessons from animal models. Cell Stress, 5(10), 146.

Khan, M. N. H., Kabir, M. I., & Khan, F. Z. (2020). Body Mass Index und häufige geriatrische Gesundheitsprobleme bei älteren pensionierten Militärangehörigen. Zeitschrift für Präventiv- und Sozialmedizin, 39(1), 14-20.

Khatoon, J. (2022). Das Altern und seine Auswirkungen auf das Selbstvertrauen. *Bayan College Internationales Journal für multidisziplinäre Forschung, 2*(2), 14-17.

KILIÇ, M., & UZUNÇAKMAK, T. (2022). Die Gesundheit und der soziale Status älterer Menschen: eine multivariate Analyse. Estüdam halk sağlığı dergisi, 7(1), 26-41.

Kim, S. H., & Seo, J. M. (2017). Wissen, Einstellung zu Stürzen und Aktivitäten zur Sturzprävention bei geriatrischen Krankenschwestern. Journal of Korean Gerontological Nursing, 19(2), 81-91.

Kim, Y. L., & Jeong, S. H. (2015). Auswirkungen von Pflegemaßnahmen zur Sturzprävention bei Krankenhauspatienten: A meta analysis. Journal of Korean Academy of Nursing, 45(4), 469-482.

King, B., Pecanac, K., Krupp, A., Liebzeit, D., & Mahoney, J. (2018). Auswirkungen der Sturzprävention auf das Pflegepersonal und die Pflege von Patienten mit Sturzrisiko. The Gerontologist, 58(2), 331-340.

Koistinen, S., Olai, L., Ståhlnacke, K., Fält, A., & Ehrenberg, A. (2020). Mundgesundheitsbezogene Lebensqualität und damit verbundene Faktoren bei älteren Menschen in der Kurzzeitpflege. *Internationale Zeitschrift für Zahnhygiene*, *18*(2), 163-172.

La Porta, F., Lullini, G., Caselli, S., Valzania, F., Mussi, C., Tedeschi, C., ... & PRECISA Group. (2022). Wirksamkeit eines personalisierten Sturzpräventionsprogramms mit mehreren Komponenten und Faktoren in einer gemischten Population von in der Gemeinschaft lebenden älteren

Erwachsenen mit Schlaganfall, Parkinson-Krankheit oder Gebrechlichkeit im Vergleich zur üblichen Versorgung: Die PRE. CISA randomisierte kontrollierte Studie. *Frontiers in Neurology, 13*, 943918.

Lalla, A., Tarder-Stoll, H., Hasher, L., & Duncan, K. (2022). Altern verschiebt die relativen Beiträge des episodischen und semantischen Gedächtnisses zur Entscheidungsfindung. *Psychology and Aging, 37*(6), 667-680. https://doi.org/10.1037/pag0000700

Lamb, S. E., Bruce, J., Hossain, A., Ji, C., Longo, R., Lall, R., ... & Underwood, M. (2020). Screening und Intervention zur Verhinderung von Stürzen und Frakturen bei älteren Menschen. *New England Journal of Medicine, 383*(19), 1848-1859.

Lapumnuaypol, K., Thongprayoon, C., Wijarnpreecha, K., Tiu, A., & Cheungpasitporn, W. (2019). Sturzrisiko bei Patienten, die Protonenpumpenhemmer einnehmen: eine Meta-Analyse. *QJM: An International Journal of Medicine, 112*(2), 115-121.

Lee, J. M. L., Ang, S., & Chan, A. (2021). Angst vor Verbrechen steht in Verbindung mit Einsamkeit bei älteren Erwachsenen in Singapur: Geschlechtsspezifische und ethnische Unterschiede. *Gesundheits- und Sozialfürsorge in der Gemeinde, 29*(5), 1339-1348.

Lemoine, M. (2020). Definieren des Alterns. *Biologie & Philosophie, 35*(5), 46.

Lemoyne, S. E., Herbots, H. H., De Blick, D., Remmen, R., Monsieurs, K. G., & Van Bogaert, P. (2019). Angemessenheit der Überweisung von Pflegeheimbewohnern in die Notaufnahme: eine systematische Überprüfung. *BMC Geriatrics, 19*(1), 1-9.

Lin, P., LaMonica, H. M., Naismith, S. L., & Mowszowski, L. (2020). Gedächtniskompensationsstrategien bei älteren Menschen mit leichter kognitiver Beeinträchtigung. *Zeitschrift der Internationalen Neuropsychologischen Gesellschaft, 26*(1), 86-96.

Lin, Y. H., Chen, H. C., Hsu, N. W., & Chou, P. (2020). Validierung globaler selbstbewerteter Gesundheits- und Glücksmaße bei älteren Menschen in der Yilan-Studie, Taiwan. *Frontiers in Public Health, 8*, 346.

Liu-Ambrose, T., Davis, J. C., Best, J. R., Dian, L., Madden, K., Cook, W., & Khan, K. M. (2019). Auswirkung eines häuslichen Trainingsprogramms auf nachfolgende Stürze bei in der Gemeinschaft lebenden älteren Erwachsenen mit hohem Risiko nach einem Sturz: eine randomisierte klinische Studie. *Jama, 321*(21), 2092-2100.

Lohse, K. R., Dummer, D. R., Hayes, H. A., Carson, R. J., & Marcus, R. L. (2021). Die Kombination des AM-PAC "6-clicks" und der Morse Fall Scale zur Vorhersage des Sturzrisikos von Personen in einer stationären Rehabilitationsklinik. *Archives of Physical Medicine and Rehabilitation, 102*(12), 2309-2315.

López-García, M., Rubio, L., Martin-de-Las-Heras, S., Suárez, J., Pérez-Cárceles, M. D., & Martin-Martin, J. (2022). Instrumente zur Messung der Fähigkeiten und Kenntnisse von Ärzten und Medizinstudenten in der Palliativmedizin: Eine systematische Überprüfung der psychometrischen Eigenschaften. Medical Teacher, 1-13.

Lopez, M., Ma, C., Aavik, L., & Cortes, T. A. (2023). Implementierung eines Qualitätsverbesserungsprogramms zur Verringerung von Stürzen und zur Erhöhung der Zufriedenheit der Patienten mit Medikamenten in einem akademischen medizinischen Zentrum. Geriatric nursing, 49, 207-211.

Lu, W., Pikhart, H., & Sacker, A. (2019). Bereiche und Messungen des gesunden Alterns in epidemiologischen Studien: A review. The Gerontologist, 59(4), e294-e310.

Lys, R., Belanger, E., & Phillips, S. P. (2019). Bessere Stimmung trotz Verschlechterung der körperlichen Gesundheit bei älteren Erwachsenen: Erkenntnisse aus der International Mobility in Aging Study (IMIAS). *Plos one, 14*(4), e0214988.

Lyu, H., Dong, Y., Zhou, W., Wang, C., Jiang, H., Wang, P., & Sun, Y. (2022). Inzidenz und klinische Merkmale von sturzbedingten Verletzungen bei älteren stationären Patienten in einem Krankenhaus der Tertiärstufe 1 in der Provinz Shandong von 2018 bis 2020. *BMC Geriatrics, 22*(1), 1-10.

Mackey, A., & Bassendowski, S. (2017). Die Geschichte der evidenzbasierten Praxis in der Pflegeausbildung und -praxis. Journal of Professional Nursing, 33(1), 51-55.

Maduro, A. T., Luís, C., & Soares, R. (2021). Alterung, zelluläre Seneszenz und der Einfluss der Ernährung: ein Überblick. Porto Biomedical Journal, 6(1).

Meekes, W. M., Korevaar, J. C., Leemrijse, C. J., & Van de Goor, I. A. (2021). Praktisches und validiertes Instrument zur Bewertung des Sturzrisikos in der Primärversorgung: eine systematische Überprüfung. *BMJ open*, *11*(9), e045431.

Mehanna, A. (2022). Gesundes Altern: Eine Bestandsaufnahme der Herausforderungen, Möglichkeiten und Bemühungen zur Förderung der Gesundheit alter Menschen. Zeitschrift des High Institute of Public Health, 1-8.

Mehanna, A. (2022). Gesundes Altern: Eine Bestandsaufnahme der Herausforderungen, Möglichkeiten und Bemühungen zur Förderung der Gesundheit alter Menschen. *Zeitschrift des High Institute of Public Health*, 1-8.

Mehdizadeh, S., Sabo, A., Ng, K. D., Mansfield, A., Flint, A. J., Taati, B., & Iaboni, A. (2021). Vorhersage des kurzfristigen Sturzrisikos in einer Hochrisikogruppe von Demenzkranken. *Journal of the American Medical Directors Association*, *22*(3), 689-695.

Meher, T., & Gharge, S. (2022). Seh- und Hörbehinderungen und ihr Zusammenhang mit Depressionen bei Menschen mittleren und höheren Alters in Indien: Evidence from a cross-sectional study. *Internationale Zeitschrift für geriatrische Psychiatrie, 37*(5).

Merchant, R. A., Chan, Y. H., Ling, N., Denishkrshna, A., Lim, Z., & Waters, D. (2023). Association of Physical Function and Body Composition with Falls in Pre-frail Older Adults with Poor Physical Performance: A Cross-sectional study. Archives of Gerontology and Geriatrics, 104957.

Michalcova, J., Vasut, K., Airaksinen, M., & Bielakova, K. (2020). Einbeziehung des medikamentenbedingten Sturzrisikos in das Instrument zur Bewertung des Sturzrisikos in geriatrischen Pflegestationen. BMC Geriatrics, 20(1), 1-11.

Montero-Odasso, M., Van Der Velde, N., Alexander, N. B., Becker, C., Blain, H., Camicioli, R., & Task Force on Global Guidelines for Falls in Older Adults. (2021). Neue Horizonte in der Sturzprävention und -behandlung für ältere Erwachsene: eine globale Initiative. *Age and Ageing, 50*(5), 1499-1507.

Montero-Odasso, M., van der Velde, N., Martin, F. C., Petrovic, M., Tan, M. P., Ryg, J., ... & Masud, T. (2022). Weltweite Leitlinien für Sturzprävention und -management für ältere Erwachsene: eine globale Initiative. *Age and Ageing, 51*(9), afac205.

Mousavi, S. A., Tahami, E., & Azarnoosh, M. (2021). Sturzerkennungssystem über Smartphone und Personenortung.

In 2020 28th European Signal Processing Conference (EUSIPCO) (pp. 1605-1607). IEEE.

Nadia, P., & Permanasari, V. Y. (2018). Compliance des Pflegepersonals bei der Sturzrisikobewertung als Verfahren der Patientensicherheit: A Systematic Review. KnE Life Sciences, 207-219.

Nahian, M., Raju, M. H., Tasnim, Z., Mahmud, M., Ahad, M. A. R., & Kaiser, M. S. (2021). Kontaktlose Sturzerkennung für ältere Menschen. In Contactless Human Activity Analysis (S. 203-235). Springer, Cham.

Nair, S., Sawant, N., Thippeswamy, H., & Desai, G. (2021). Gender Issues in the Care of Elderly: A Narrative Review. Indian Journal of Psychological Medicine, 43(5_suppl), S48-S52.

Nakahata, N., Nakamura, T., Kawarabayashi, T., Seino, Y., Ichii, S., Ikeda, Y., & Shoji, M. (2021). Altersbedingter kognitiver Abbau und Prävalenz leichter kognitiver Beeinträchtigungen im Iwaki Gesundheitsförderungsprojekt. *Journal of Alzheimer's Disease*, *84*(3), 1233-1245.

Nazarko, L. (2023). Pflege und Behandlung nach einem Sturz. *British Journal of Healthcare Assistants*, *17*(4), 142-148.

Negash, N. A. (2022). Bewertung der selbstberichteten Praxis von Krankenschwestern in Bezug auf die Sturzprävention und die damit verbundenen Faktoren in einem äthiopischen

Krankenhaus; Querschnittsstudie. International Journal of Orthopaedic and Trauma Nursing, 46, 100960.

Nigalye, A. K., Hess, K., Pundlik, S. J., Jeffrey, B. G., Cukras, C. A., & Husain, D. (2022). Dunkeladaptation und ihre Rolle bei altersbedingter Makuladegeneration. *Zeitschrift für klinische Medizin, 11*(5), 1358.

Nishita, Y., Sala, G., Shinohara, M., Tange, C., Ando, F., Shimokata, H., ... & Otsuka, R. (2022). Auswirkungen des APOEε4-Genotyps auf altersbedingte Veränderungen der kognitiven Funktionen bei japanischen Erwachsenen mittleren und höheren Alters: Eine 20-jährige Nachfolgestudie. *Experimentelle Gerontologie,* 112036.

O'Connor, S., Gasteiger, N., Stanmore, E., Wong, D. C., & Lee, J. J. (2022). Künstliche Intelligenz für das Sturzmanagement in der Pflege älterer Menschen: A scoping review of nurses' role. *Zeitschrift für Pflegemanagement, 30*(8), 3787-3801.

Ojo, E. O., & Thiamwong, L. (2022). Auswirkungen von Sturzpräventionsprogrammen für ältere Erwachsene unter der Leitung von Krankenschwestern: eine systematische Übersicht. *Pacific Rim International Journal of Nursing Research, 26*(3), 417.

Onuekwusi, K. O. (2021). Pflegeinterventionen zur Reduzierung von Stürzen bei älteren Erwachsenen, die polypharmazeutische Mittel einnehmen (Dissertation, Walden University).

Padilha, J. M., Machado, P. P., Ribeiro, A., Ramos, J., & Costa, P. (2019). Klinische virtuelle Simulation in der Krankenpflegeausbildung: randomisierte kontrollierte Studie. Journal of medical Internet research, 21(3), e11529.

Papalia, G. F., Papalia, R., Diaz Balzani, L. A., Torre, G., Zampogna, B., Vasta, S., & Denaro, V. (2020). Die Auswirkungen von körperlicher Bewegung auf das Gleichgewicht und die Vorbeugung von Stürzen bei älteren Menschen: Eine systematische Überprüfung und Meta-Analyse. *Zeitschrift für klinische Medizin*, 9(8), 2595.

Pater, R. (2022). Fallen Sie nicht darauf herein. *Professionelle Sicherheit*, 67(2), 30-36.

Perry, M. (2020). Augenkrankheiten bei älteren Erwachsenen: Risikofaktoren und Behandlungen. *Journal of Community Nursing*, 34(3).

Peter, R. M., Joseph, A., John, K. R., & Logaraj, M. (2019). Eine gemeindebasierte Fall-Kontroll-Studie über das Sturzrisiko bei älteren Menschen im ländlichen Kattankulathur-Block, Tamil Nadu. Indian Journal of Community Medicine: Official Publication of Indian Association of Preventive & Social Medicine, 44(3), 277.

Purnamasari, N., Bachtiar, F., & Puspitha, A. (2020). Die Wirksamkeit des motorisch-kognitiven Dual-Task-Trainings zur Verringerung des Sturzrisikos bei älteren Menschen. *Enfermería Clínica*, 30, 317-321.

Raya, A. (2019). Maslow's Hierarchy Of Needs As Reflected By Nadine Franklin In Kelly Fremon Craig's The Edge Of Seventeen (Dissertation, DIPONEGORO UNIVERSITY).

Razon, A. H., Haque, M. I., Ahmed, M. F., & Ahmad, T. (2022). Bewertung der Ernährungsgewohnheiten, des Ernährungszustands und der häufigen Gesundheitskomplikationen älterer Menschen in den ländlichen Gebieten von Bangladesch. *Heliyon*, *8*(2).

Reddy, R. S., Alkhamis, B. A., Kirmani, J. A., Uddin, S., Ahamed, W. M., Ahmad, F., & Raizah, A. (2023, Juli). Altersbedingte Abnahme der zervikalen Propriozeption und ihre Korrelation mit der funktionellen Mobilität und den Grenzen der Stabilität, ermittelt mit Hilfe der computergestützten Posturographie: Eine Querschnittsstudie, die ältere (65+ Jahre) und jüngere Erwachsene vergleicht. In *Gesundheitswesen* (Vol. 11, Nr. 13, S. 1924). MDPI.

Reynolds 3rd, C. F., Jeste, D. V., Sachdev, P. S., & Blazer, D. G. (2022). Psychiatrische Versorgung älterer Erwachsener: Aktuelle Fortschritte und neue Wege in der klinischen Praxis und Forschung. *World Psychiatry*, *21*(3), 336-363.

Ries, J. D., & Carroll, M. (2022). Durchführbarkeit eines Otago-Kleingruppen-Trainingsprogramms für ältere Erwachsene mit Demenz. *Geriatrics*, *7*(2), 23.

Riis, J., Byrgesen, S. M., Kragholm, K. H., Mørch, M. M., & Melgaard, D. (2020). Validität des GAITRite Walkway im Vergleich zu funktionellen Gleichgewichtstests zur

Beurteilung des Sturzrisikos bei ambulanten geriatrischen Patienten. *Geriatrics*, *5*(4), 77.

Rychtaříková, J. (2019). Wahrnehmung der Bevölkerungsalterung und Altersdiskriminierung in den EU-Ländern. *Bevölkerung und Wirtschaft*, *3*(4), 1-29.

Salvestrini, V., Sell, C., & Lorenzini, A. (2019). Fettleibigkeit kann den Alterungsprozess beschleunigen. Frontiers in Endocrinology, 10, 266.

Sattar, S., Kenis, C., Haase, K., Burhenn, P., Stolz-Baskett, P., Milisen, K., & Puts, M. T. (2020). Stürze bei älteren Patienten mit Krebs: Nursing and Allied Health Group of International Society of Geriatric Oncology review paper. *Zeitschrift für geriatrische Onkologie*, *11*(1), 1-7.

Schoberer, D., Breimaier, H. E., Zuschnegg, J., Findling, T., Schaffer, S., & Archan, T. (2022). Sturzprävention in Krankenhäusern und Pflegeheimen: Leitfaden für die klinische Praxis. *Worldviews on Evidence-Based Nursing*, *19*(2), 86-93.

Schoene, D., Heller, C., Aung, Y. N., Sieber, C. C., Kemmler, W., & Freiberger, E. (2019). Eine systematische Übersichtsarbeit über den Einfluss der Angst vor Stürzen auf die Lebensqualität älterer Menschen: Gibt es eine Rolle für Stürze? *Clinical interventions in aging*, 701-719.

Sena, A. C. D., Alvarez, A. M., Nunes, S. F. L., & Costa, N. P. D. (2021). Pflege im Zusammenhang mit der Sturzprävention bei hospitalisierten älteren Menschen: eine integrative Übersicht. Revista Brasileira de Enfermagem, 74.

Seppala, L. J., Petrovic, M., Ryg, J., Bahat, G., Topinkova, E., Szczerbińska, K., & Van der Velde, N. (2021). STOP Fall (Screening-Tool für die Verschreibung von Medikamenten für ältere Menschen mit hohem Sturzrisiko): eine Delphi-Studie der EuGMS task and finish group on fall-risk-increasing drugs. *Alter und Altern*, 50(4), 1189-1199.

Seppala, L. J., Petrovic, M., Ryg, J., Bahat, G., Topinkova, E., Szczerbińska, K., & Van der Velde, N. (2021). STOPPFall (Screening Tool of older persons prescriptions in older adults with high fall risk): a Delphi study by the EuGMS task and finish group on fall-risk-increasing drugs. *Alter und Altern*, 50(4), 1189-1199.

Sharif, S. I., Al-Harbi, A. B., Al-Shihabi, A. M., Al-Daour, D. S., & Sharif, R. S. (2018). Stürze bei älteren Menschen: Bewertung der Prävalenz und der Risikofaktoren. Pharmazeutische Praxis (Granada), 16(3).

Sharma, V., & Mehdi, M. M. (2023). Oxidativer Stress, Entzündung und Hormonbildung: Die Rolle von Ernährungs- und Lebensstilmodifikationen bei der Alterung. *Neurochemistry International*, 105490.

Shehabi, A. M., Prendergast, G., Guest, H., & Plack, C. J. (2022). Die Auswirkung lebenslanger Lärmbelastung und des Alterns auf die Fähigkeit zur Sprachwahrnehmung im Lärm und selbstberichtete Hörsymptome: Eine Online-Studie. *Frontiers in Aging Neuroscience, 14*, 890010.

Sherrington, C., Fairhall, N., Kwok, W., Wallbank, G., Tiedemann, A., Michaleff, Z. A., & Bauman, A. (2020). Evidenz zu körperlicher Aktivität und Sturzprävention für Menschen über 65 Jahre: Systematische Übersichtsarbeit für die WHO-Leitlinien zu körperlicher Aktivität und sitzendem Verhalten. *International Journal of Behavioral Nutrition and Physical Activity, 17*(1), 1-9.

Shirgaokar, M., Dobbs, B., Anderson, L., & Hussey, E. (2020). Unternehmen ältere Erwachsene auf dem Land weniger Fahrten als ihre städtischen Altersgenossen, weil sie keine Mitfahrgelegenheit haben? *Journal of Transport Geography, 87*, 102819.

Simamora, R. H., & Siregar, C. T. (2019). Kenntnisse der Krankenschwestern über die Prävention des Sturzrisikos von Patienten im Krankenzimmer eines privaten Krankenhauses in Medan. *Indian Journal of Public Health Research & Development, 10*(10).

Sinuraya, E. (2016). Kenntnisse des Pflegepersonals über Stürze und Maßnahmen zur Sturzprävention bei älteren Menschen im Krankenhaus in Medan, Indonesien (Dissertation, Prince of Songkla University).

Song, Y., & McCreary, L. L. (2020). Selbst eingeschätzte Kompetenzen neuer Krankenschwestern: An integrative review. Krankenpflegeausbildung in der Praxis, 45, 102801.

Stentagg, M., Skär, L., Berglund, J. S., & Lindberg, T. (2021). Querschnittsstudie zu sexueller Aktivität und Zufriedenheit bei älteren Erwachsenen≥ 60 Jahren. *Sexualmedizin*, *9*(2), 100316-100316.

Stompór, M., Grodzicki, T., Stompór, T., Wordliczek, J., Dubiel, M., & Kurowska, I. (2019). Prävalenz von chronischen Schmerzen, insbesondere mit neuropathischer Komponente, und ihre Auswirkungen auf die allgemeine Funktionsfähigkeit älterer Patienten. *Medical Science Monitor: International Medical Journal of Experimental and Clinical Research*, *25*, 2695.

Strini, V., Schiavolin, R., & Prendin, A. (2021). Skalen zur Bewertung des Sturzrisikos: eine systematische Literaturübersicht. Pflegeberichte, 11(2), 430-443.

Strini, V., Schiavolin, R., & Prendin, A. (2021). Skalen zur Bewertung des Sturzrisikos: Eine systematische Literaturübersicht. *Pflegeberichte*, *11*(2), 430-443.

Strini, V., Schiavolin, R., & Prendin, A. (2021). Skalen zur Bewertung des Sturzrisikos: Eine systematische Literaturübersicht. *Pflegeberichte*, *11*(2), 430-443.

Strutz, N., Brodowski, H., Kiselev, J., Heimann-Steinert, A., & Müller-Werdan, U. (2022). App-basierte Bewertung des Sturzrisikos älterer Menschen mit der mHealth-App Lindera

Mobility Analysis: Exploratory Study. *JMIR aging*, *5*(3), e36872.

Su, F. Y., Fu, M. L., Zhao, Q. H., Huang, H. H., Luo, D., & Xiao, M. Z. (2021). Analyse der Kosten für Krankenhausaufenthalte im Zusammenhang mit Sturzverletzungen bei älteren Patienten. World journal of clinical cases, 9(6), 1271.

Subramanian, M. S., Singh, V., Chatterjee, P., Dwivedi, S. N., & Dey, A. B. (2020). Prävalenz und Prädiktoren von Stürzen in einer älteren Bevölkerung, die Gesundheit sucht: Eine ambulant durchgeführte Studie. *Aging Medicine*, *3*(1), 28-34.

Susanti R. (2015). Korrelation zwischen dem Wissen des Pflegepersonals und der Befolgung der Standardarbeitsanweisungen: Verringerung des Risikos von Sturzverletzungen auf der Station für Erwachsene. 13(19).

Taylor, S. F., Coogle, C. L., Cotter, J. J., Welleford, E. A., & Copolillo, A. (2019). Die Einhaltung von Empfehlungen zur Sturzprävention in der Umgebung durch in der Gemeinschaft lebende ältere Erwachsene. *Journal of Applied Gerontology*, *38*(6), 755-774.

Teixeira, D. K. D. S., Andrade, L. M., Santos, J. L. P., & Caires, E. S. (2019). Stürze bei älteren Menschen: Umweltbedingte Einschränkungen und Funktionsverluste. *Revista Brasileira de Geriatria e Gerontologia, 22*.

Thomas, E., Battaglia, G., Patti, A., Brusa, J., Leonardi, V., Palma, A., & Bellafiore, M. (2019). Körperliche

Aktivitätsprogramme für das Gleichgewicht und die Sturzprävention bei älteren Menschen: A systematic review. Medizin, 98(27).

Thomas, E., Battaglia, G., Patti, A., Brusa, J., Leonardi, V., Palma, A., & Bellafiore, M. (2019). Körperliche Aktivitätsprogramme für das Gleichgewicht und die Sturzprävention bei älteren Menschen: A systematic review. *Medizin, 98*(27).

Tough, D., Batterham, A., Loughran, K., Robinson, J., Dixon, J., Ryan, C. G., ... & Harrison, S. L. (2021). Der Zusammenhang zwischen kürzlich diagnostiziertem Krebs und der Häufigkeit von Stürzen bei älteren Erwachsenen: Eine explorative Studie. Physiotherapie Praxis und Forschung, (Preprint), 1-9.

Tsai, Y. J., Yang, P. Y., Yang, Y. C., Lin, M. R., & Wang, Y. W. (2020). Prävalenz und Risikofaktoren von Stürzen bei in der Gemeinschaft lebenden älteren Menschen: Ergebnisse aus drei aufeinanderfolgenden Wellen der nationalen Gesundheitsbefragung in Taiwan. *BMC Geriatrics, 20*(1), 1-11.

Vale, T. C., Cardoso, F. E. C., da Silva, D. J., Resende, E. D. P. F., Maia, D. P., Cunningham, M. C. Q., ... & Barbosa, M. T. (2023). Klinische und funktionelle Korrelate von Parkinsonismus in einer bevölkerungsbasierten Stichprobe von Personen über 75 Jahren: die Pietà-Studie. *BMC Neurology, 23*(1), 276.

Valieiny, N., Poorcheraghi, H., & Pashaeypoor, S. (2022). Pflegeinterventionen zur Sturzprävention bei älteren Erwachsenen; Eine integrierte Übersichtsstudie. *Zeitschrift für Gerontologie, 6*(4), 14-27.

van der Velde, N., Seppala, L., Petrovic, M., Ryg, J., Tan, M. P., Montero-Odasso, M., ... & Masud, T. (2022). Nachhaltige Sturzprävention in Europa: Herausforderungen und Möglichkeiten. *Aging clinical and experimental research, 34*(10), 2553-2556.

Van Heghe, A., Mordant, G., Dupont, J., Dejaeger, M., Laurent, M. R., & Gielen, E. (2022). Auswirkungen orthogeriatrischer Pflegemodelle auf die Ergebnisse von Patienten mit Hüftfrakturen: eine systematische Überprüfung und Meta-Analyse. *Calcified tissue international, 110*(2), 162-184.

van Loon, I. N., Joosten, H., Iyasere, O., Johansson, L., Hamaker, M. E., & Brown, E. A. (2019). Die Prävalenz und die Auswirkungen von Stürzen bei älteren Dialysepatienten: Frail elderly Patient Outcomes on Dialysis (FEPOD) study. *Archives of Gerontology and Geriatrics, 83*, 285-291.

Vincenzo, J. L., Patton, S. K., Lefler, L. L., McElfish, P. A., Wei, J., & Curran, G. M. (2022). Eine qualitative Studie über die Erleichterungen, Hindernisse und Handlungsanreize älterer Erwachsener bei der Sturzprävention anhand von Konstrukten des Health Belief Model. *Archives of Gerontology and Geriatrics, 99*, 104610.

Virnes, R. E., Tiihonen, M., Karttunen, N., van Poelgeest, E. P., van der Velde, N., & Hartikainen, S. (2022). Opioide und Sturzrisiko bei älteren Erwachsenen: eine Übersichtsarbeit. *Drugs & Aging, 39*(3), 199-207.

Walrath, T., Dyamenahalli, K. U., Hulsebus, H. J., McCullough, R. L., Idrovo, J. P., Boe, D. M., ... & Kovacs, E. J. (2021). Altersbedingte Veränderungen der intestinalen Immunität und des Mikrobioms. Zeitschrift für Leukozytenbiologie, 109(6), 1045-1061.

Wang, L., Zhang, L., Roe, E., Decker, S., Howard, G., Luth, A., ... & Whitman, B. (2022). Das wahrgenommene Wissen über Sturzprävention bei Krankenschwestern, die in Akutkrankenhäusern in China und den Vereinigten Staaten arbeiten. Zeitschrift für Patientensicherheit, 18(2), e580-e584.

Wang, Y., Xu, H., Geng, Z., Geng, G., & Zhang, F. (2023). Demenz und Krankheitsgeschichte bei älteren Erwachsenen in der Gemeinde. *BMC Public Health, 23*(1), 1-11.

Wilson, D. S., Montie, M., Conlon, P., Reynolds, M., Ripley, R., & Titler, M. G. (2016). Die Wahrnehmung des Pflegepersonals bei der Umsetzung von Maßnahmen zur Sturzprävention, um patientenspezifische Sturzrisikofaktoren zu verringern. Western Journal of Nursing Research, 38(8), 1012-1034.

Winters, C. A. (Hrsg.). (2021). Ländliche Krankenpflege: Konzepte, Theorie und Praxis. Springer Publishing Company.

Wongsala, M., Anbäcken, E. M., & Rosendahl, S. (2021). Aktives Altern - Perspektiven auf Gesundheit, Teilhabe und Sicherheit bei älteren Erwachsenen im Nordosten Thailands - eine qualitative Studie. *BMC Geriatrics, 21*, 1-10.

Yen, D., Cohen, G., Wei, L., & Asaad, Y. (2022). Auf dem Weg zu einem Rahmenwerk für gesundes Altern. . Journal of Business Research, 142, 176-187

Yoo, K. S. (2017). Wissen, Einstellung und Präventionsmaßnahmen in Bezug auf Stürze bei Altenpflegern in Krankenhäusern. Journal of Korean Public Health Nursing, 31(3), 436-450.

Young, F., & Maguire, S. (2019). Physiologie des Alterns. Anesthesia & Intensive Care Medicine. 22(6), 77-84.

Zak, M., Sikorski, T., Wasik, M., Courteix, D., Dutheil, F., & Brola, W. (2022). Frailty Syndrome-Fall Risk and Rehabilitation Management Aided by Virtual Reality (VR) Technology Solutions: A Narrative Review of the Current Literature. *Internationale Zeitschrift für Umweltforschung und öffentliche Gesundheit, 19*(5), 2985.

Zaninotto, P., & Steptoe, A. (2022). Englische Längsschnittstudie zur Alterung. In *Enzyklopädie der Gerontologie und Bevölkerungsalterung* (S. 1671-1678). Cham: Springer International Publishing.

Zhang, L., Ding, Z., Qiu, L., & Li, A. (2019). Stürze und Risikofaktoren für Stürze bei städtischen und ländlichen, in der

Gemeinschaft lebenden älteren Erwachsenen in China. *BMC Geriatrics, 19*(1), 1-17.

Reduzierung von Stürzen bei älteren erwachsenen Frauen

Prof. Dr. Salwa Ahmed Mohamed

Professor für Krankenpflegeverwaltung, Fakultät für Krankenpflege, Universität Beni-Suef

Assistieren Sie. Prof. Hanan Elzeblawy Hassan

Assistenzprofessorin für Krankenpflege für Mütter und Neugeborene

Prodekan für Postgraduiertenstudien und Forschungsangelegenheiten, Fakultät für Krankenpflege, Universität Beni-Suef

Assistieren Sie. Prof. Amel AbdElaziem Mohamed

Assistenzprofessorin für Familien- und Gemeindegesundheitspflege, Fakultät für Krankenpflege, Universität Beni-Suef

Sania Said Ghanem

(B.SC. Krankenpflege)

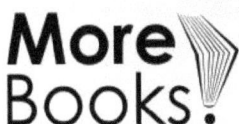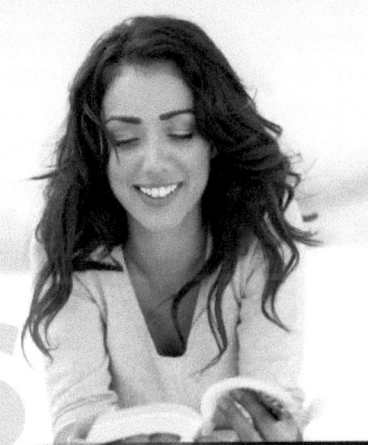

I want morebooks!

Buy your books fast and straightforward online - at one of world's fastest growing online book stores! Environmentally sound due to Print-on-Demand technologies.

Buy your books online at
www.morebooks.shop

Kaufen Sie Ihre Bücher schnell und unkompliziert online – auf einer der am schnellsten wachsenden Buchhandelsplattformen weltweit! Dank Print-On-Demand umwelt- und ressourcenschonend produziert.

Bücher schneller online kaufen
www.morebooks.shop

 info@omniscriptum.com
www.omniscriptum.com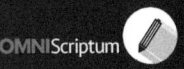

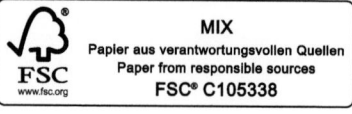

Printed by Books on Demand GmbH, Norderstedt / Germany